HAL YAMASHITA東京本店
エグゼクティブオーナー兼エグゼクティブシェフ

世界で活躍する
カリスマシェフ
山下春幸

「賢い子」は料理で育てる

子ども2人を東大に
現役合格させた
ワーキングマザー
入江のぶこ

JN111174

あさ出版

もくじ

もくじ

第4章

実践編1

親子クッキングのポイント

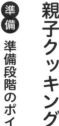

実践編 2

山下春幸シェフが考案した親子クッキングのレシピ

第1章

子ども2人を東大に現役合格させたワーキングマザーの「食育」

入江 のぶこ

1 生き抜く力を持った子どもに育てるために

みなさんは、お子さんと一緒に料理をしていますか？

リモートワークなどで家にいる時間が長くなり、子どもと一緒にいる時間が増えた方もいらっしゃるでしょう。家のなかで子どもとできることはたくさんありますが、冷蔵庫にあるもので一緒にごはんを作ってみる、というのはいかがでしょうか？

実は、料理というのは子どもの能力をぐんぐん伸ばし、自分の力で生き抜く人間に育てるために、大変有効な手段なのです。

この章では、料理を通して「賢い子ども」に育てるメソッドを、我が家なりの「食育」のエピソードを交えながらお伝えしていきたいと思います。

料理は子どもに経験する機会を与える有効な手段

32歳のとき、私はジャーナリストだった夫を小型飛行機の事故で亡くしました。専業主婦として家族を支えようと思っていた矢先、6歳の長男と11か月の次男を抱え、働きながら子どもたちを育てざるを得なくなったのです。

自分のことは二の次に、仕事と子育てに向き合った結果、2人はともに現役で東京大学に合格し、現在、長男は研究者として学術の分野で、次男はテレビマンとしてメディアの分野で、それぞれ充実した日々を送っています。

その姿こそが、夫を亡くして2人の子どもを抱えた私が目指していたものなのです――といっても、私が目指していたのは「子どもたちを東大に入れること」ではありません。勉強ができる・できないにかかわらず、「生き抜く力を持った〝自立した人間〟に育てること」に重きを置いていたのです。

私のように、突然社会に放り出されることだって人生には起こり得ます。ましてや、幼くして父親を亡くした子どもたちですから、是が非でも自分の力で生き抜く人間に育ってもらわなければならなかったのです。

フルタイムで働くワーキングマザーとして日々忙しく過ごしていた私ですが、そんななかでも「子どもが10歳になるまでは、1日に短時間でもいいから子どもに集中し、濃密に向き合う時間を作ろう！」と決めていました。

というのも、10歳くらいまでの子どもには、自分ひとりで何かを判断するための知識・経験・意思といったすべてが足りていません。さらに、子どもは親も、生まれた場所も国も、自分では選べません。子どもの環境を作ってあげられるのは、親しかいないのです。

10歳を過ぎれば、子どもは「僕はこれをやりたい」「私はこれが好き」といった意思が固まってくるでしょう。それまでは、親が「こういう世界がある」という選択肢を示す必要がありますし、できるだけ多くの体験を子どもに与えなければなりません。自分で判断できない子どもを、ある程度のところまでは、親が導く必要があるからです。

時間がないのはどうすることもできませんから、「この限られた時間に、どれだけ集中して子どもと向き合えるか。子どもとの時間の濃度を高めるには、どうしたらいいか」と私は常に考え、工夫を凝らしていました。

平日は寝る前の10分、休日は午後の3時間を「この時間は子どもに集中する」と決め、電話にも出ず、パソコンも開かず、SNSもやらず、とにかく子どもだけに集中する。

絵本を読み聞かせたり、一緒にブロックを組み立てたり、お絵描きをする時間のなかで、「この子が興味を抱いているものは何だろう？　一番上手にできることは何だろう？」とじっと観察し、子どもが得意とするものに触れる機会を増やしていくのが私の狙いでした。

子どもが「やりたい」と思ったことであれば、伸びないはずはありません。そして、子どもが何かに挑戦したときは、どんな小さいことでも思いきり褒めてあげてください。できた・できなかったは問いません。「親に褒められた」という事実は、子どもにとって成功体験となります。そういった達成感・成功体験の積み重ねによって、子どもは強くなっていきます。

私の子どもたちは、たまたま「得意なこと=本を読んで、何かを学ぶこと」でしたが、子どもが〝得意なこと〟はなにも勉強に限りません。

絵を上手に描く、歌と踊りで周りを楽しませる、動物に関しての知識が図抜けて豊富、ゲームをやったら誰にも負けないなど、本当にさまざまです。これから先の社会は、学力だけがすべてではないですし、成功のロールモデルも多様化していきます。ですから「子どもが一番得意とするもの」を見つけ、その能力を伸ばしていく環境を親がいかに整えていくのか、が重要なのです。

「子どもの得意なものが見つからない」というのは、親が子どもに〝経験する機会〟

を与えきれていないのかもしれません。

家のなかでできること以外にも、お稽古事や旅行など、子どもが経験する機会は豊富にあります。幼い子どもは自分の考えでどこかへ行ったり、何かを判断することはできないため、親が機会を与えなければならないのです。

そういった考えのもと子育てしてきた私にとって、料理は〝経験する機会〟を与えるうえでとても有効な手段でした。なにより、料理は〝食べる〟ことができます。それこそが、勉強やスポーツなどからは得られない、大きな達成感を子どもにもたらすのです。

「母親が忙しかったから、食べたいものは自分で作った」

ワーキングマザーとして、仕事と子育てを両立しなければならなくなった私にとって、子どもと接することができる時間は多くありません。

そんな母親の状況を、子どもたちもよく理解していました。自分たちで考え、自分でできることは〝当然のこと〟としてやっていた息子たち。料理に関しては、こんなエピソードがありました。

ある日、私が仕事から帰ると、部屋にいい匂いが漂っていたので「どうしたの？」と聞くと、小学6年生の長男が「ロールパンを焼いた」と言うのです。

とても上手に焼けているロールパンに驚き、作った理由を問うと、「ロールパンが食べたかったから、材料と作り方を調べて作ってみた」とのこと。

家になかった材料は、近くのスーパーに買いに行ったというのだから、さらにビックリです。おそらく、「ロールパンを食べたかった」という理由以上に、「作ってみたい」という好奇心があったのでしょう。長男は、材料に直に触れてパンを形作っていく工程や、パンが焼けるときの香ばしい匂いにワクワクしたと言います。次男は、そんな長男の様子をじっと見ていたそうです。

「自分でロールパンを作ることができた！　食べてみたら、すごく美味しかった！

お母さんから美味しいと喜んでもらえた!」

五感のすべてを使って、ゼロから作り上げたものを褒めてもらう。その達成感は、子どもを大きく成長させるのではないでしょうか。

つい先日、そのときのことを息子たちに聞いたら、2人とも「よく覚えている」とのことでした。当時、自分たちの生活を支えるために忙しく働いている母親を見て、「できる限り、自分のことは自分でしなければならない」と思っていたそうです。食べたいものがあったら、自分で作ってみるというのも、その延長だったのでしょう。

といっても、本書でお伝えしたいのは、「ひとりでロールパンを作るような子どもにしなさい」ということではありません。忙しい日常のなかで、毎日子どもと一緒に料理をするのは難しいと思います。週に1回、月に1回でもいいので、「今日は親子で料理をする日!」と設定し、ぜひ一緒に料理に取り組んでいただきたいのです。

料理をすることで得られるメリットとしては、詳しく後述いたしますが、次の3つが考えられます。

①親子のコミュニケーションを深める
②五感をフルに使うことで成長への刺激となる
③自分で自分の食をマネジメントできる〝自立した人間〟に育つ

子どもの年齢や成長度合いはもちろん、興味・好きなもの・手の器用さ・作業スピードなどもさまざま。それぞれのお子さんに合ったペースで、日常のなかに少しずつ一緒に料理をする機会を取り入れていけるといいですね。

2 料理を一緒に作るメリット

料理を通して親子のコミュニケーションを深める

では、具体的に我が家ではどんなことをしていたのか——あくまで一例としてですが、ご紹介していきます。

私が子どもたちとよく作っていたのは、ホットケーキです。

小学校低学年ぐらいまでは、子どもたちもそれほど複雑な手作業ができません。簡単にできて、すぐに「できた〜!」と食べられるもの、道具を使わずに自分の手を使って〝混ぜる・こねる〟といったことができる料理は何だろう? そう考えたときに、ホットケーキミックスを使って簡単に作ることができる、ホットケーキが思い浮かんだのです。

甘くて美味しい、子どもたちが大好きなホットケーキ。「自分が大好きなこのホットケーキは、自分の手で作ることができるんだ」と最初に理解させ、それを一緒にやってみる。「食べるものって、作ることができるんだ。食べるものを作るって、楽しいことなんだ」と体験させるのは、料理をすることへの動機づけになると思います。

「子どもたちに卵を割らせてみたい！　どんな反応をするんだろう？」という好奇心もありました。卵の殻が割れるときのドキドキや、中身が出てくるワクワクを子どもたちにも味わってほしい。

失敗して殻が入ってしまったら、指でつまんで取り出せばいいだけです。そのとき触った白身や黄身の感触も、子どもにとっては楽しい体験となるでしょう。

フライパンの上で、ホットケーキがムクムクと膨らんでくる様子を見守る時間もまた、子どもたちにとっては楽しいものです。

「どうやったら、もっとふわふわなホットケーキになるだろう？」と何度も試行錯誤しながら作った思い出は、大人に成長したいまでも、子どもたちのなかに強く残っているようです。

「凝った料理を作らないといけない」なんてことはないのです。

食材に触れたり、手先を使ったり、美味しくなるアイデアを一緒に考えたり。そうやって作ったものを、最後に一緒に食べる。〝子どもが成長する料理〟の本質はそれらのなかにあります。

大人の料理教室と同じような感覚で、「ちゃんとした材料で、美味しくて完璧な料理を作らないと！」と意気込み、ご自身もお子さんもがんじがらめにならないように。作る工程で交わす子どもとの会話や、手を汚しながらお肉をこねる時間といったすべてを含めて、親子にとっては学習の機会になるでしょう。

子どもと一緒に過ごすことができる貴重な時間ですから、お母さんも「童心に帰って楽しもう！」といった心持ちで楽しんでくださいね。親子のコミュニケーションを深めるにも、料理は申し分のないツールになるのですから。

料理で子どもの興味・特性を見極める

子育てをしている当時の私は、子どもと過ごす時間がなかなかとれませんでした。そんななかで、休日はできるだけ一緒にいられる時間を確保するように心がけていました。それは親子のコミュニケーションを深める時間であり、子どもの特性をじっくり観察できる時間にもなるからです。クイズの出し合いっこをしながら、子どもがとくに興味を示すものを把握したり、「読んでほしい」と子どもが持ってくる本の傾向を分析したり――。

同様に、子どもと料理をする時間のなかにも、子どもの興味や特性を見極めるためのヒントが多く含まれています。

小学校の低学年を過ぎると、ホットケーキだけでなく、少し手の込んだものを一緒に作れるようになりました。なかでも餃子やハンバーグといった〝指先を使って、直に食材を混ぜる〟メニューを選ぶことが多かったと思います。

餃子の皮で具を包んだり、ハンバーグのタネをこねさせると、2人とも楽しそうに、夢中になって取り組んでいました。途中で「嫌だ」とも言わず、最後まできちんとやりきっている姿は、「こんな一面があるんだ」という発見でもありました。

料理を作る過程では、それぞれの個性が出てきます。餃子の具をお手本通りに皮で包む器用な子もいれば、独創的なカタチにする子もいるでしょう。頻繁に味見をする慎重な子もいれば、一度も味見をしないで完成まで突き進む子もいるでしょう。

料理をするなかで発見できるそれらのヒントを、どうか見逃さないようにしてください。「レシピ通りに上手に作ること」が目的になってしまうと、せっかくの機会を逃しかねません。料理をしている子どもの様子を、ぜひじっくりと観察してください。

もっとも大事なのは〝子どもの自由にさせる〟こと

子育て全般において、私は子どもの自主性を最優先していました。「〜してはダメ」「〜しなさい」と言ったこともありません。考える習慣をつけるために日記を書くことは我が家のルールとなっていましたが、それ以外はすべて自由。勉強を強要したり、ゲームを禁止したりすることは一度もなかったのです。

料理についても同様に、禁止するようなことはありませんでした。もちろん、包丁や火を使う料理は必ず隣に立ち、つきっきりでフォローし、無理はさせません。「危ないな」と思ったことをやりたがったら、「じゃあ、これはお母さんが切るから、そっちの混ぜるのをお願いね」といったように、作業を分担し、安全な部分を任せるように促しました。そうすると、子どものやる気を削がないまま、危険を避けることができるからです。

それ以外は、子どもがやりたいようにやらせます。

「ホットケーキは、丸形でなければならない」なんて決まりはありません。ハート形のホットケーキになってもかまわないし、ドーナツ形にする子どもだっているかもしれません。

「『こんがり焼く』の〝こんがり〟がどの程度か」なんて、私だってわかりません。多少は焦げてしまってもいいじゃないですか。その子がそのとき思った〝こんがり〟を尊重してください。

ホットケーキにチョコのペンで自由にお絵描きをしたり、自分が好きなフルーツをトッピングしたりするのも楽しい経験となるでしょう。

そうして出来上がったものを「できたね～！　すごいね～！」と一緒に喜び、「じゃあ食べてみよう！」と一緒に食べましょう。

一緒に料理をしたものを、みんなで「美味しいね」と笑顔で食べることは、家族の絆が深まるだけではなく、子どもにとっては「みんなが『美味しい』と言って食べてくれた。みんなの役に立てた」という、大きな成功体験になります。

子どもに達成感を与える機会を逃さずに

料理はある程度の回数を重ねないと、上手にできないことのほうが多いでしょう。焦げたり、形がいびつになってしまい、作った子ども自身がガッカリしてしまう場合もあるかもしれません。

しかし、キレイに仕上がらなくても全然よいのです。大切なのは、最後まで諦めずに作ったことなのですから。上手くいかなかったことを指摘して、子どもの料理への興味を削いだり、達成感や自己肯定感を得る機会を逃すことがないように十分気をつけましょう。

最初から「どうして焦げてしまったと思う？」と問い詰めるのではなく、なによりもまず〝最後までやり通せたこと〟と〝ちゃんと食べられるものを作ったこと〟を褒めましょう。子どもにとって、料理は根気のいる作業でもありますから、しっかりと評価し、達成感を与えることが大切です。

そのうえで、「このへんは焦げてなくて、よくできてるじゃない。この一番焦げちゃったところは、どうしたら焦げなかったんだろう？　どう思う？」「次に作るときは、もっとキレイに焼けるようにしたいね。どうすればできると思う？」と考える機会を与えます。

まずは褒める・認める・肯定する。それから「もっと良いものにするには、どうすればいいか」を考えさせる。これは、勉強についても実践していた、私の〝子育てスタイル〟です。

子どもが料理に興味を持つようだったら、日常のなかでも「このレタス洗える？」「これをどんなふうにでもいいから、みんなのお皿に盛りつけられるかな？」といった具合にやらせてみるのもよいでしょう。

何度か一緒に料理してもやる気がみられない、楽しそうな様子がみられないお子さんの場合は、無理にやらせる必要はありません。

子どもの特性は日常の別のシーンでも観察できますから、興味のないことを無理強いせず、ほかのことを一緒にやるようにしましょう。

五感をフルに使う料理は〝学びの宝庫〟

長男も次男も、幼い頃からどちらかと言うとインドア派。身体を動かして遊ぶよりも、家で本を読んだり、映画を観たり、テレビゲームをすることのほうが断然多い子どもたちでした。

紙とデジタルに囲まれた生活を送っていた彼らに、五感をフルに使えるような機会を与えたい――そういった意味でも料理は有効でした。

普段は本やノート、パソコンやゲーム機などを触っている彼らが、より多様な質感のある食材を触り、匂いを嗅ぐ。

泥のついたじゃがいもを触ると手が汚れるし、生の魚はヌルヌルしていて匂いも強く、肉を触ると手が脂でベトベトする――自然に近い食材を手で触ることで得られる情報はたくさんあります。勉強では習わない〝手で触り、肌で感じること〟は、とても大切だと思います。

料理中に子どもに問いかけることで、五感を意識させることも大切です。

「このお肉、赤いところと白いところがあるね。ほら、触ってみて。ちょっと違う感じがしない？」

「こっちはお酢。こっちはお酒。どっちも透明だけど、匂いを嗅いでみて」

「パチパチとジュウジュウ。同じお肉を焼くにも、音が違うね。どうしてだろう？」

問いかけられたことで、子どもは感覚を研ぎ澄ましていくでしょう。

料理していくなかで、それぞれの食材の手触りや色、匂いを認識し、調理の音を聞き、出来上がったものを美しく盛りつけ、味わう。触覚、嗅覚、視覚、聴覚、味覚を一度に体験できるのは、料理のほかにないでしょう。五感のすべてを使う料理は、子どもにとって、机で勉強しているだけでは得られない学びの宝庫なのです。

感覚をフル回転させることは、五感を鋭く育てることにつながります。

そうしてあらゆる感覚のレベルが上がった子どもは、柔軟性や発想力も伸びていき、〝生き抜く力〟や〝自分で判断できる力〟を持った〝人間力〟の高い大人へと成長するのです。

料理でデジタル脳とアナログ脳の切り替えを

我が家では、料理は子どもたちを〝デジタル脳〟から〝アナログ脳〟に切り替えてくれる、大事な役目も担っていました。

時間があればゲームばかりやっている彼らに、「今日はあなたたちが大好きなカレーにする予定なんだけど、ちょっとこのにんじんの皮を剥いておいてくれない？　時間ある？」と、わざと声をかけるのです。

というのも、ゲームに集中しているときに使う脳の機能と、皮を剥くといった料理の際に使われる脳の機能はまったく違うように思えたからです。

ずっと使い続けている〝デジタル脳〟をクールダウンするためにも、五感をフルに使う料理は有効ではないだろうか――その持論が正しかったのかはわかりませんが、単純に子どもたちにとってはリフレッシュになったようです。

料理が好きな子どもたちでしたから、ゲームを中断することもそこまで苦ではなかったようで、「まあ、ゲームはまたあとでやればいいか」と、すんなり受け入れてくれました。

もちろん、絵を描いたり、粘土で何かを作ったり、音楽を聴いたりすることでも

〝アナログ脳〟への切り替えができると思いますが、料理は五感のすべてを一度に使うことができるだけでなく、食べたいものを作って食べて、「美味しかった！」と幸せな気分まで味わえます。

3 料理が生み出す学びの場

スーパーマーケットも大事な学びの場

調理中にも学びはたくさんありますが、その前後にも、子どもが成長する機会は無限にあると私は考えます。例えば、お買い物のシーン。子どもと一緒であれば、スーパーマーケットは学びの場となり得るのです。

「今日はハンバーグを作ろうと思っているんだけど、お肉が必要なの。ハンバーグのお肉って何だろうね？　お肉のコーナーで探してみようか！」

「つけあわせに、ほうれん草のソテーを作りたいんだけど、ほうれん草がどれかわかる？　選んでみて」

大人からすると、ほうれん草と小松菜の区別は容易につきますが、子どもにとってはどれも〝草みたいなもの〟です。しかし、それぞれをよく観察すると、葉っぱのカタチや大きさ、色などが異なっている。

そのことに気づいた子どもたちは、まるでクイズを解くように（長男も次男も、幼い頃から〝国旗当てクイズ〟が大好きでした）、「これはほうれん草！　これは小松菜！」と、みるみるうちに野菜の名前を覚えていったのです。

我が家のように、本を読んだり、何かを学ぶことが好きなお子さんでしたら、食材図鑑をプレゼントするのもいいかもしれません。

純粋に〝食べる〟ことが好きなお子さんでしたら、「この野菜は、どんな味がするんだろうね？　この果物は、皮を剥いて食べるのかな？　買って食べてみようか！」と、興味をそそる提案をしてみるのもよいでしょう。

お子さんの得意なことに関連づけて、食に対する興味を伸ばしていく――私が考える「食育」は、そこから始まります。

忙しい日々のなかで、お子さんを連れてスーパーマーケットに行くだけでも大変だと思います。ましてや、じっくり会話しながら買い物をするなんて！　そのお気持ちもわかります。

週に1度、月に1度でもかまいません。「今日は時間がとれそうだな」と思ったときに、実践してみてはいかがでしょうか。

食卓での会話で視野を広げて

前提として、私には「子どもにできる限り美しいものを見せたい」という思いがありました。というのも、日常の生活スタイルは、そのまま子どもの身につくからです。

とくに、食事にまつわる〝自分の家での常識〟は、子どもが成人したのちも大きく影響するので、食卓のあしらいには十分に気をつけるべきだと私は思うのです。

崩れてしまったホットケーキでも、見栄えを考えてお皿に盛りつけ、キレイなランチョンマットを敷くだけで、不思議と美味しそうに映ります。テーブルに小さいお花を飾るのもよいでしょう。

高級なものをそろえなくても、カトラリーや食器の色合いを少し意識するだけで、食卓の印象は大きく変わります。

デパートで買ってきたお惣菜も、パックのまま出すのではなく、お皿に盛りつける。煮物は鍋ごと食卓に出すのではなく、取り分けて食卓に出す。美しくセッティングされた食卓を前にすると、子どもたちも自然と背筋が伸びるようでした。

五感のなかの視覚を刺激するうえでも、食卓を美しく整えることは有効なのです。

そしてなにより、食卓での時間を大事にしてください。家族が集う貴重な時間ですから、テレビを観ながら、スマホを操作しながら、漫画を読みながら、といった〝ながら食べ〟はもってのほか。
「～しちゃダメ」と禁止するのではなく、子どもの物心がつく頃から親が食に対してきちんと向き合っている姿を見せていれば、おのずとそれが〝その家の常識〟になるでしょう。

そうして生まれた時間を、ぜひ家族での会話に充ててください。話題がなければ、料理をテーマに話してみてはいかがでしょうか。

「このお米はどうやって作られて、いま目の前にあるんだろう？」
「海のお魚と、川のお魚があるのは知ってる？　いま食べているのは海のお魚だけど、ほかに海のお魚って何があるだろう？」

料理をテーマにしたら、いくらでも話題は出てきます。
食品ロスやSDGsを子どもに教えるのは難しくても、誰が作っているのか、どうやって運ばれてきたのか、といった食のルーツについて考えることはできるでしょう。食卓での会話を通じて、子どもの視野を広げることで、食品ロス削減への意識が自然と身についた大人に成長するのだと思います。

料理は〝自立した人間〟への第一歩となる

私にとって、子育ての目標は「子どもたちを東大に入れること」ではなく、「生き抜く力を持った〝自立した人間〟に育てること」でした。

そんななかで、食に対する学びは、多くのことを子どもたちにもたらしました。先述したように、料理は五感のすべてを研ぎ澄ますうえ、発想力や思考の柔軟性を高める効果も期待できます。それはつまり、勉強だけでは得られない〝人間力〟の底上げにもつながるのです。

さらに、「親が忙しかったから、自分が食べたいものは自分で作った」と言う長男のように、子どもが自分で自分の生活をマネジメントし始めるきっかけとして、料理はもっとも身近な手段となり得ます。

「食べたいものを食べたい」「もっと美味しいものを食べたい」「もっと美味しいものを食べるために、料理の腕を上げたい」といった思いは、ある程度の年齢を経て、かつ、料理が苦にはならない子どもにとって、自然と出てくる欲求でしょう。

その欲求は、親が不在でも自分が食べるものを作ることができるような〝自ら学び、生き抜く子ども〟を生み出すのです。

幼い頃から食に対する学びの機会を与えられている子どもは、口にするもので自分の身体が作られていることを感じ取っているので、健康を維持し、生き抜くためにも、食は非常に重要であることを自然と理解しています。

そういった子どもは、自分が食べたいものは何か、それを手に入れるためにはどうしたらいいのか、自分の頭で考えて行動できる〝自立した人間〟へと成長する可能性を秘めているのです。

ぜひ、お子さんが幼いうちから食に対する学びの機会を与えてください。

なにも、毎日取り組む必要はありません。時間のあるときに、一緒に楽しく料理しながら、食材の色・形、調味料の味について感想を言い合うだけでもよいのです。

料理はきっと、子どもが将来自立するうえでの手助けにもなるでしょう。

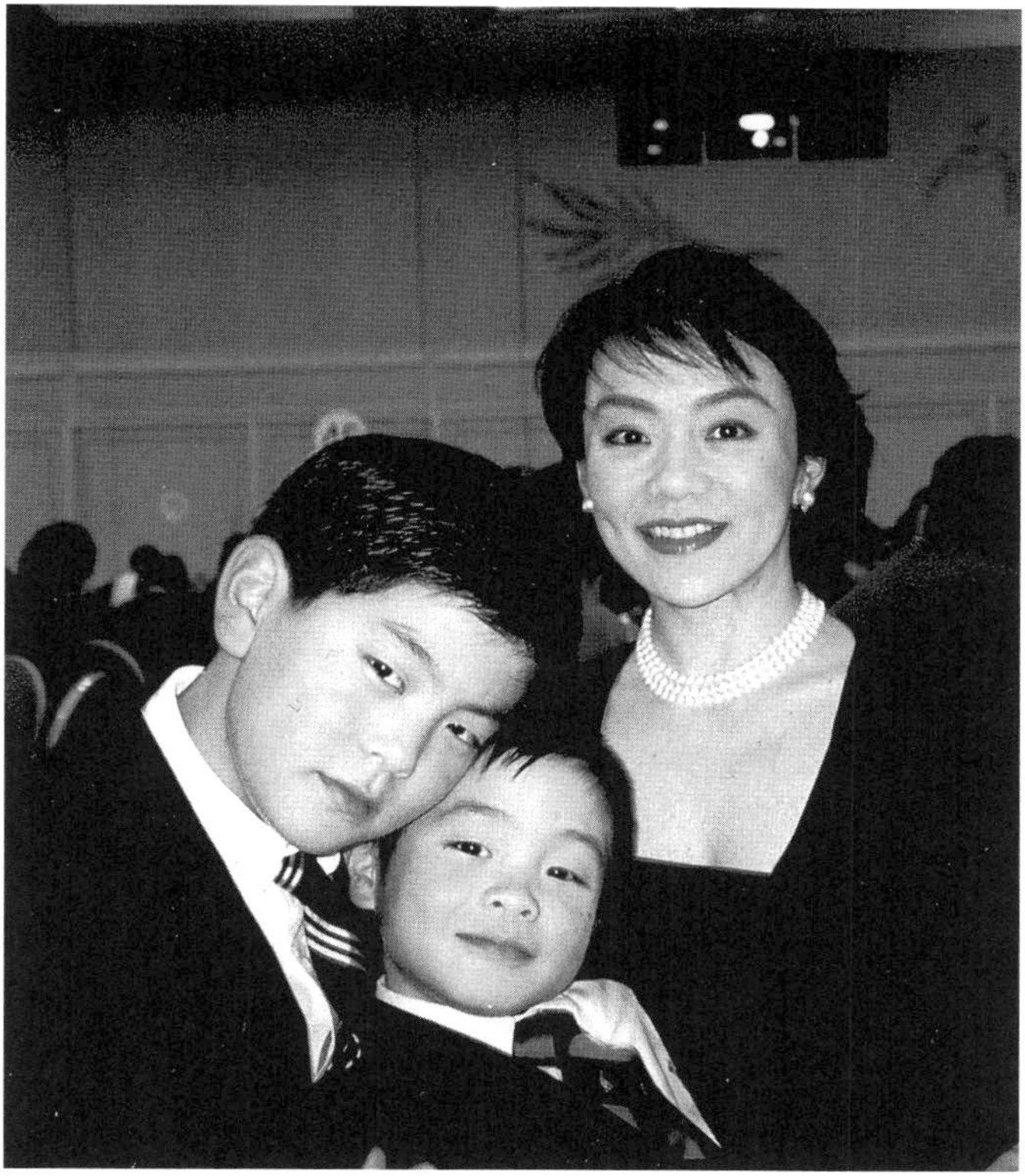

第2章

入江 のぶこ × 山下 春幸

TALK SESSION 1

家庭でできる「食育」

私たちが考える「食育」とは

――「食育」という言葉を耳にする機会が増えています。国は「子どもたちが豊かな人間性をはぐくみ、生きる力を身に付けていくためには、何よりも『食』が重要である」としたうえで、平成17年に「食育基本法」を制定、これに基づいて平成18年に「食育推進基本計画」を策定しています。国の法律にならい、東京都でも3月に「食育推進計画」（令和3年度〜令和7年度）が改定されました。そもそも「食育」とは、どういった内容を指すのでしょうか？

入江　「食育」というのは、さまざまな経験を通じて〝食〟に関する知識と〝食〟を選択する力を習得し、生涯にわたって健全な食生活を実践することができる人間を育てることをいいます。要するに、しっかり栄養のあるものをきちんと正しく食べて、食物や食べること、料理に関心を持ちましょうということですよね。

――「食育」という言葉が登場した背景には、子どもや若い世代の食生活の乱れ、働き世代の生活習慣病、高齢者の低栄養など、食に関する問題があります。とくに、子どもの食については、年々深刻になる一方だとか。

入江 家族の在り方や働き方が多様化するなか、昔のように家族全員が一緒に食事をとることが難しくなっています。東京都の生活文化局の調査によると、ほとんど毎日家族そろって朝食をとる都民は5割にも満たず、夕食でも6割程度ということです。

そのような状況ですから、子どもがひとりで食事をとる「孤食」や、食事をとらない「欠食」が増えるのは避けられないことなのかもしれません。とはいえ、孤食や欠食が進むと、食事のバランスや生活リズムの乱れが生じるだけでなく、家族のコミュニケーションを図る機会も失ってしまう。これはとても大きな問題だと思います。

山下 「食育」という言葉は明治期に生まれたと言われています。現代で話題になったのは平成17年の「食育基本法」からですが、それまでの日本は「食育」という言葉が必要なかったんですね。

というのも、昔の日本人の生活は、晩ごはんのおかずを家の前の畑で採ってきて、料理して、子どもたちもそれを当然のように手伝い、家族みんなでワイワイしゃべりながら食べる。食べ終わったら片づけて、陽が沈んだら「さあ寝ましょう」といったものでしたから。

それが、戦後約20年ほど続いた高度経済成長期を経て、日本人のライフスタイルが変わっていき、大人たちはどんどん忙しくなり時間がなくなっていった。コンビニエンスストアやファストフード店ができて、マンションのキッチンスペースが小さくなって、電化製品が増えたことでキッチンの電力が上がっていったんです。

入江 忙しいなか、どれだけ時短できるかが重要ですからね。一方で、外食や出来合いのものを食べる機会が増えていくと、やはり栄養バランスは偏ってしまいます。

山下 子どもたちの味覚も偏り、成人になったときに早い時期から生活習慣病を抱えてしまうケースも増えています。とくに都市部は深刻なんでしょうね。食を仕事にしている僕らは、こういった状況に対して以前から警鐘を鳴らしてきました。なにより、食が蔑ろにされていることが残念ですよね。

少なくとも、子どもたちには正しい味覚を身につけてほしい。幼い頃からいろんな

図表　共働き世帯の推移

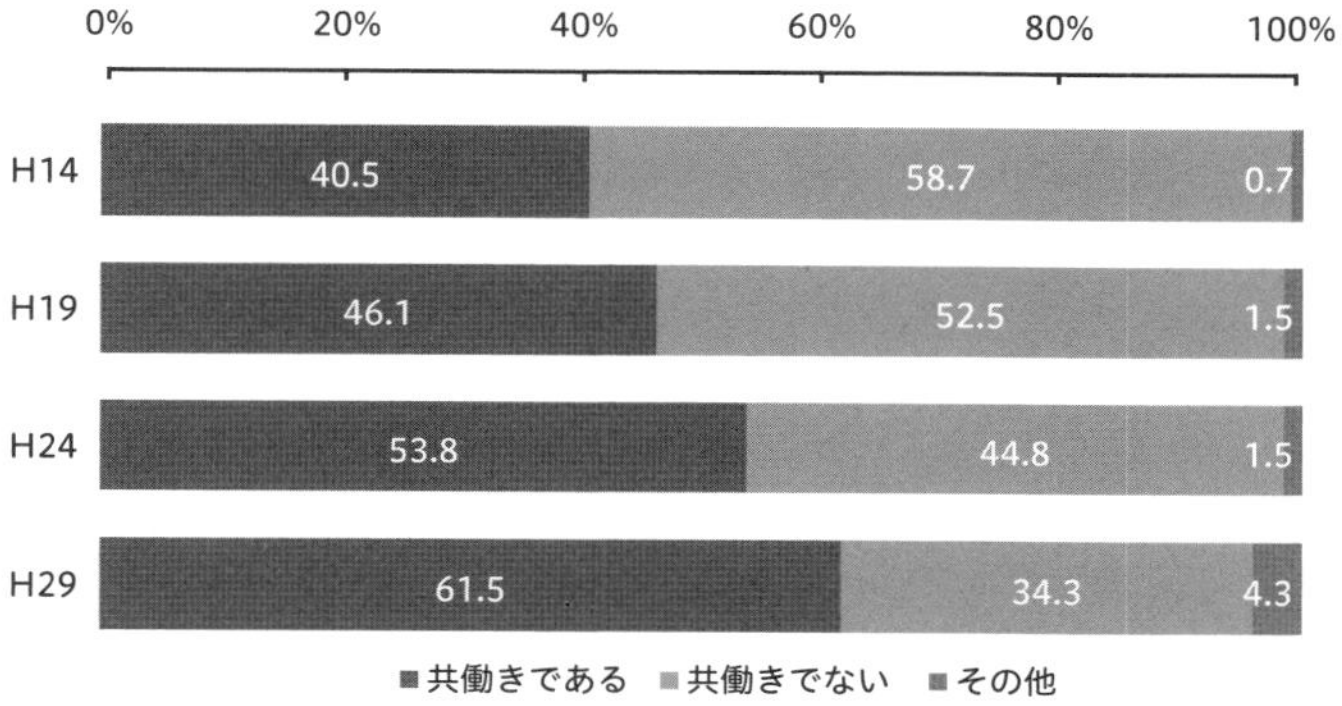

出典：福祉保健局「東京の子供と家庭（平成29年度）」

図表　家族との食事の頻度

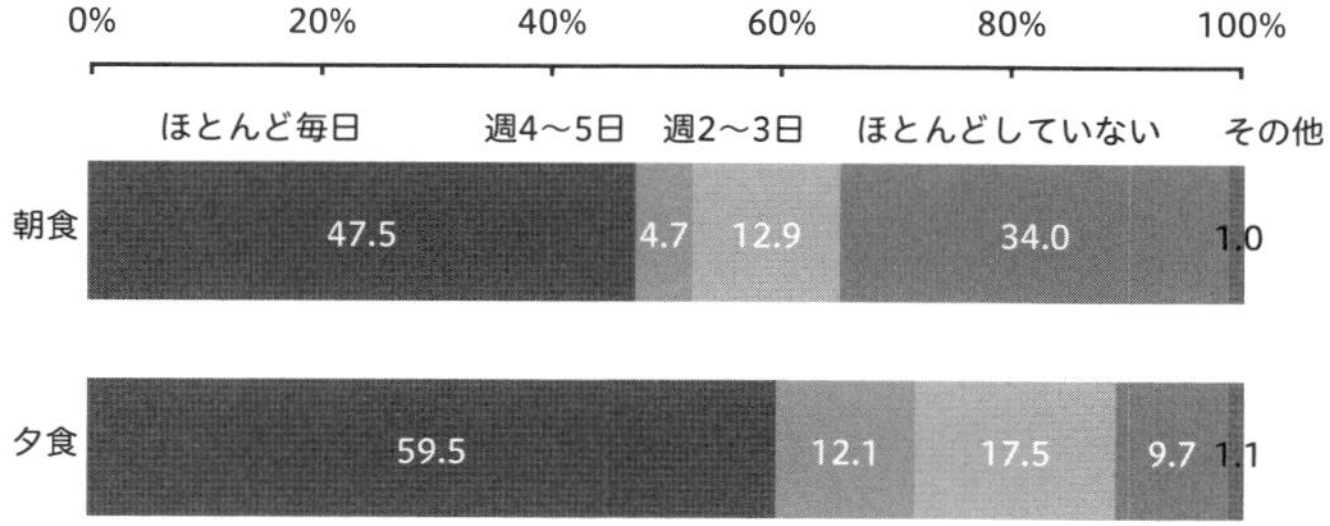

出典：生活文化局「食生活と食育に関する世論調査（令和元年度）」

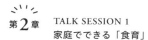

味に触れて、食を楽しんでほしい。そのための「食育」だと思うんですが……実際に学校や家庭でどう教えればいいの？　と、みなさん困ってしまうようです。

入江　東京都では学校給食に地場産物（※1）を取り入れたり、市民農園の収穫体験なども行ったりしていますので、そういった機会を今後も増やしていくことが必要だと思います。

山下　地場産物を、できるだけ自然に近い形で食べるのは大事なことですね。野菜もどんどん改良されて、苦味やえぐみが少ないものや、匂いを抑えたものがスーパーに並んでいるのが現状です。でも、古くからそれぞれの土地に合った食というのがあるんですね。

東京だったら、練馬大根やのらぼう菜のような江戸東京野菜（※2）とか。すごく美味しいんですが、改良された野菜に慣れた人が食べたら「苦い、硬い、味が濃い」と思ってしまうでしょう。でも、そのクセの強さこそが、味覚を育てていくわけですから。そういった食材に触れることも、立派な「食育」だと思います。

入江　「食育」と言われたら「え!?　何をすればいいの？」と構えてしまうかもし

れませんが、いろんな食材を見て触れて食べるだけでも、食に対する意識は変わると思います。りんごを触らせて、実際に剥いて食べるといったことも食育です。もちろん、親子で楽しみながら料理する時間があれば、コミュニケーションもより深まりますが……あくまで「時間があれば」です。

※1 住んでいる地域で採れる農作物のこと。東京農林水産総合ウェブサイト「TOKYO GROWN」では東京産食物が紹介されている。https://tokyogrown.jp

※2 江戸時代から昭和中期にかけて、現在の東京周辺で作られていた伝統野菜。現在、江戸東京野菜として50種類がJA東京中央会で認証されている。https://www.tokyo-ja.or.jp/farm/edo/

人間形成に重要な「非認知能力」を「食育」で磨く

――本書は「家でできる食育」をテーマとしていますが、家で「食育」を行う際、親はどのように取り組むとよいのでしょうか？

山下 第一に、無理はしないでいただきたいです。先ほど言ったように、「食育」という言葉が注目を浴びたのは、ここ15年くらいなんです。昔は「食育」なんて必要なかったわけですね。家庭内で自然とできていたことだから。

それは現代でも同じことです。「今日から食育しよう！」と意気込むのではなく、お母さんが日常的にやっていることを、子どもにもやらせる。それが、家庭でできる「食育」だと僕は思っています。スーパーへ買い物に行くところから始めてもいいし、調味料を味見するところから始めてもいい。

その際に「お酢はすっぱいから、少しだけにしなさいね」といったことを事前に言

図表　家庭で子供に食に関して教えていること

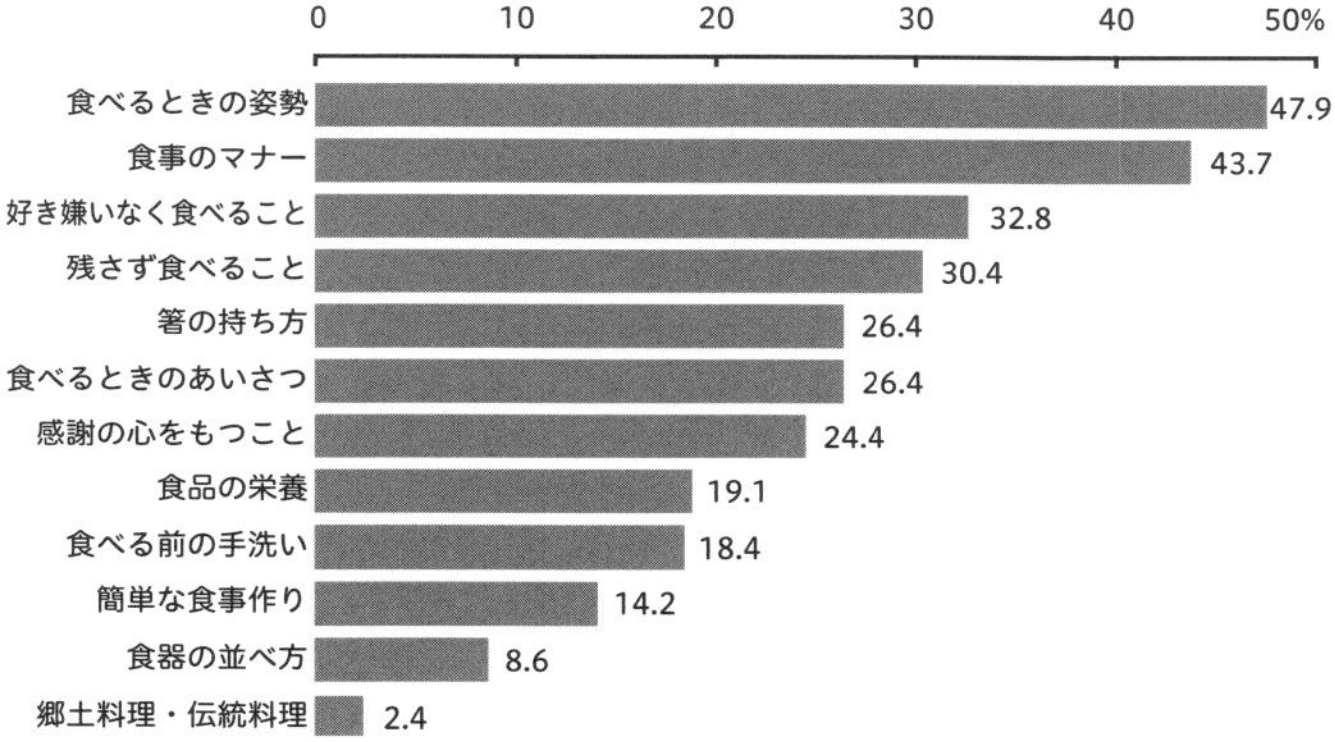

出典：産業労働局「東京都食育推進計画に関する指標調査（令和２年度）」

わないでほしいんです。大人はお酢がすっぱいことを知っていますが、子どもは知らずに舐めて「うぇ！」っとなる。それは経験として子どもに蓄積されていきますから、大人が先回りしてはいけないんです。

もちろん、包丁や火の扱いは十分注意しますが、たいして危険にならないことはすべて経験させて、失敗も含めて体験させる。僕は料理教室などで接するお母さんたちに、いつも「日常的にやっていることを、そのままお子さんにも経験させるのが〝食育〟です」とお伝えしているんです。

入江 たしかに「ホットケーキを作りましょう」となったときに、つい「粉はこれだけ必要で、卵は2つね」って、こちらで用意してしまいがちです。でも、「ホットケーキに必要だと思うものを冷蔵庫から取ってきて！」みたいに子どもに委ねてみる。それが学びの機会にもなりますよね。

「料理は段取りが大事」と大人は思うかもしれませんが、段取りを気にせず、子どもの自主性や感性を尊重して、事前に知識を与えず自由にやらせることが大事ということですね。

——コロナ禍で親が家にいることも多くなりました。遊びや勉強に加えて「食育」の時間も確保できそうです。

入江 リモートワークやデジタル教材を使ったオンライン授業など、生活の一部がデジタルシフトしていくことは、これからの時代を考えても当然必要なことなので、お子さんがデジタル分野に触れる機会を増やしていただきたいと思っています。

一方で、アナログの感覚も人間を形成するうえで重要なファクターとなります。デジタルとアナログ、どちらが欠けてもダメなんですね。食の世界でも、調理の過程にテクノロジーを導入したフードテックが注目されていますが、「美味しい」と思う味覚というのは絶対的にアナログです。

この「デジタル」と「アナログ」の対比に近いのが、「認知能力」と「非認知能力」ではないかと、私は思っています。

――知能検査や学校のテストのような〝数値化できる能力〟が「認知能力」、自信や忍耐、意欲や自立、協調や共感といった、目に見えない感情や心の働きが「非認知能力」ですね。

入江 認知能力を養えば、当然学力は上がるでしょう。しかし、学力だけではなく、総合的に人として成功するためには、非認知能力を養うことが重要であると、最近の研究（2000年にノーベル経済学賞を受賞したシカゴ大学教授・ジェームズ・ヘックマンによる『ペリー幼児教育計画』に基づく論文）で証明されているんです（P64コラム参照）。

そういった意味でも、子どもと一緒にスーパーに行って、食材を目で見て確かめながら選び、それを料理して食べる〝子ども主導の料理の時間〟を作るのは、非常に有効だと思うのです。とくにいま、普段に比べて親御さんが家にいる時間も多いでしょうから、ぜひ取り組んでいただければと思いますね。

山下　絵を描いたり、友達とサッカーをしたり、音楽教室に通ったりと、非認知能力を養う手段はいくらでもあります。でも、親とコミュニケーションを深めながら、日常のなかで非認知能力を養える機会って意外と少ないんです。それができるのが、親にとってもっとも身近であり、さほど時間もお金もかからない〝食〟ではないかと僕は思っているんです。その発想って、わりとみなさん見落としがちですよね。

今回は「家でできる食育」をテーマとしていますが、それはなぜかというと、親と一緒に簡単にできて、人間形成に関わる非認知能力も鍛えられて、勉強やゲームで疲れた頭をリフレッシュできるのは〝食〟だからなんです。

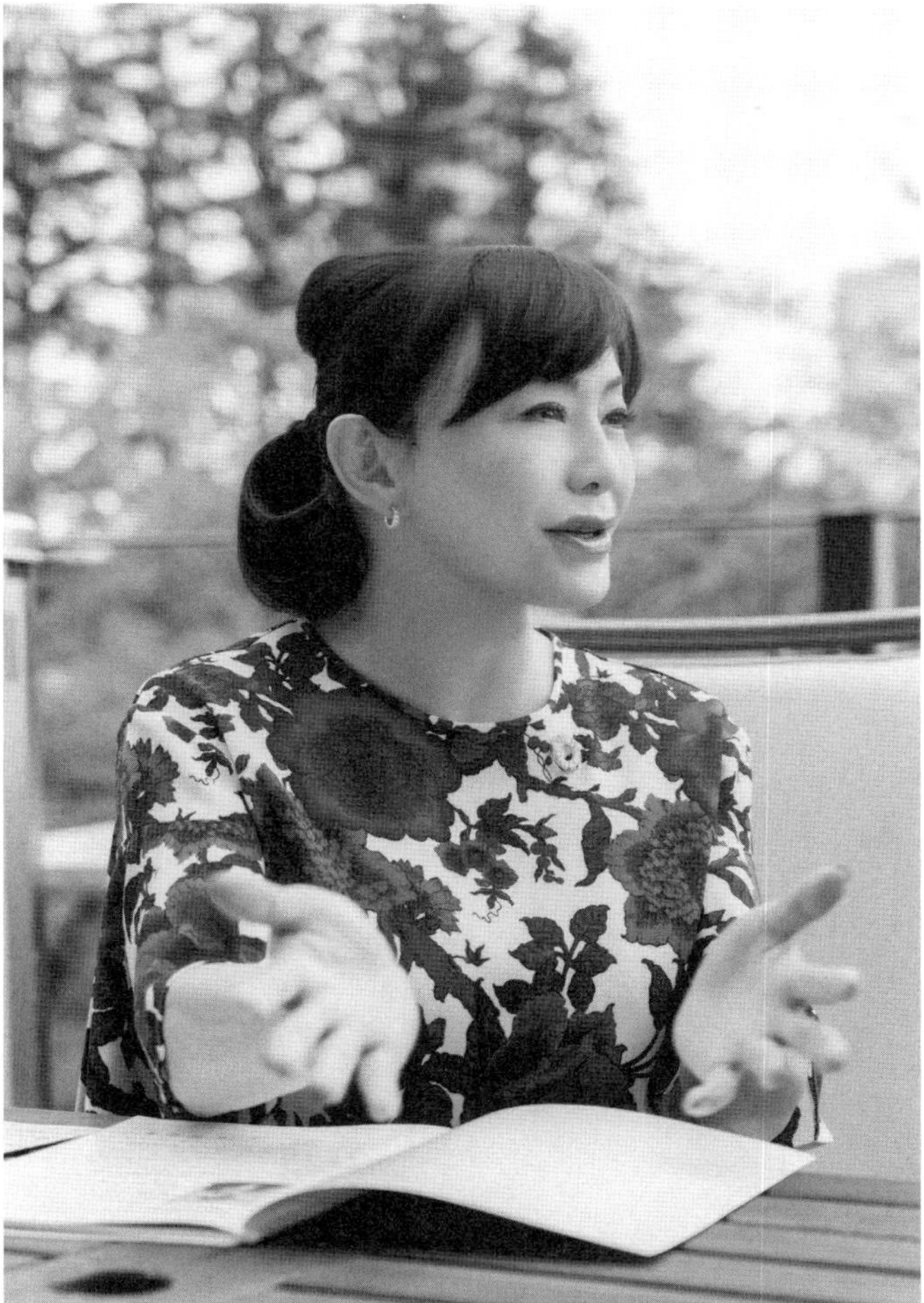

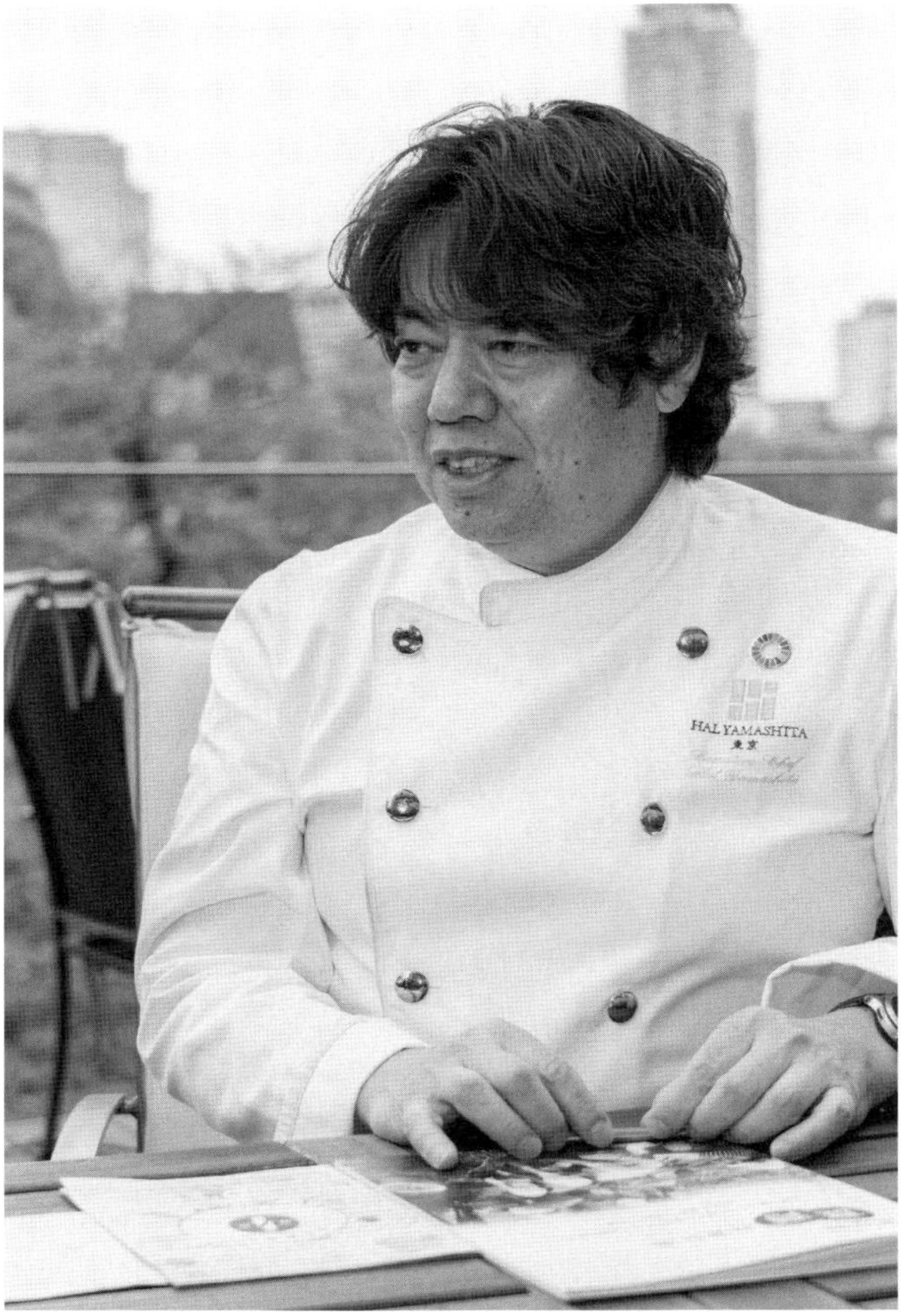
HAL YAMASHITA
東京

「食育」が「お勉強」にならないように

――非認知能力とは、例を挙げると「意欲や意志が芽生え、何かに夢中になれる」「自分のことを肯定できる」「周りの人たちとコミュニケーションがとれる」といった能力を言います。家庭で行う食育で、これらをうまく引き出すために、気をつけることはありますか？

入江 食育に限らず、私が実践していたのは、子どもが集中するもの・好きそうなものを見つけてあげて、それを伸ばせる環境を整えることでした。そうして環境を整えたら、あとは余計な口出しをせずに褒める。

10歳ぐらいまでは、子どもは自分で何かを決定したり、選んだりすることができません。一番身近にいる親が子どもの世界を広げてあげて、子どものあらゆる可能性を見逃さないようにする。それが大切なんですね。

食に対しても、まったく同じことが言えると思います。

山下 同感です。失敗も含めて子どもが自ら体験する。その機会をどうか摘み取らないでほしいんです。そもそも、大人と子どもは違いますから。

子どもは本来、自由であるべき存在です。例えば、美味しそうなものが目の前にあったら、真っ先に手づかみで食べるかもしれない。そういった子どもの本能や直感を大事にしてあげたいと僕は思っているんです。

大人はつい、「フォークを使って食べないとダメよ」と注意して型にはめようとしてしまいますが、それだと〝食育〟ではなく〝勉強〟になってしまいます。手づかみで得られる情報も、子どもにとって大きな学びとなりますから。

――食事のマナーについては、「食事のマナーを子どもに教えること」を目的とした別の機会に教える。

山下 そうですね。ナイフもフォークもわからない子どもに教えても仕方がないですから、適切な時期がきたら教えればいいんです。

それまでフォーク1本で食べていた子がナイフも使えるようになると、食事がより楽しく思えてくる。

その反対に、まだその段階に達していないのに、無理やりマナーを叩き込まれたら、食事はつまらないものに思えますから。幼い頃はとくに、自由にさせてあげてください。

子どもの料理教室で餃子を作るときによくあることで……最初はお手本通りに包もうとするんですが、そのうち楽しくなってきちゃって、ヘンテコなウサギさんみたいな形にしたり、自由に作り出すんです（笑）。具と皮は確かにあるけど、明らかに口が開いていて、餃子としてはありえない。

それに対して「違うでしょ、こう包むんでしょ」などと言わず、一緒に笑って楽しめるようなお母さんでいてほしいですね。

料理しているときに周りをワーッと汚したっていいんです。あとでちゃんと片づけさせればいいんですから。とにかく自由にやらせてみる。

ただし、自分が作ったものなのに、「穴が開いちゃったから食べない」と言い出したら、きちんと叱る。「自分がいいと思って作ったものなんだから、ちゃんと食べなさい」と。そういったメリハリは大切です。

入江　片づけるというのも大事な能力ですよね。

〝家庭内ハレの日〟で「食育」を楽しもう

——家にいる時間が増えたとはいえ、忙しくてなかなか食育に時間がとれない場合は、どうしたらよいでしょうか？

入江 家族が家にいることで、より忙しくなってしまうこともありますからね。そういうときは無理をせず、週に1度でも、月に1度でもいいですし、家族の誕生日といったイベントのときだけでもいいと思います。

「今日はみんなで料理をする日！」と決めて、食材を買いに行くところから始めるのもいいですよね。この本のレシピを参考に、「こういうふうに作るらしいよ。でも、こう作ってみてもいいかもしれないね」とか、ワイワイ言いながら料理して……。

山下 そして、みんなで食べる。テレビは消して、スマホにも触れず、食卓での会話を楽しんでください。

入江 子どもからすると、普段は忙しいママやパパと一緒に料理したり、作ったものを「美味しいね」と言いながら食べることは、楽しくできる遊びの延長でもあると思うんです。

食材を買いに行くところから始めると、献立を決めて買い物に行き、料理して食べるだけでも結構な時間がかかりますから、それは本当に〝特別な日〟になりますよね。

山下 ハレの日ですよね。

入江 そうですね！〝家庭内ハレの日〟になるんじゃないかと思います。

もちろん、それよりも少しハードルを下げた週末のミニイベントとして、みんなで買い物に行ったり、料理をちょっとお手伝いしたり、食事の時間にいま自分たちが食べているものについて考えたりと、「週末は、何かしらの〝食〟に関するアクションを起こす」というのもいいですよね。

親子が触れ合って、子どもを日常のストレスから解放させて、一緒に料理を完成させて食べる。

「自分で食べるものを、自分で作ると美味しいよね」と家族みんなが笑顔になれる時間は、ほかでは得難いものでしょう。

――「土曜日はお母さんが必ずカレーを作ってくれた」なんて話もよくあります。それと同じ感覚で「週末は必ずみんなで料理をしていた」みたいな、子どもにとっての原体験になるかもしれないですね。

山下 ただし、繰り返しになりますが、頑張らないでほしいんです。あくまで、そのときに無理なくできることをやるようにしてください。

本当に忙しいときは、買ってきたお惣菜を「どのお皿に、どんなふうに盛りつけたらキレイに見えるかな?」とか言いながら、お子さんと一緒に盛りつけるだけでも、色彩感覚やデザインセンスを養う訓練になります。白米をお鍋で炊いてみるだけでもいいし、野菜の色でお絵描きする〝お絵描きサラダ〟に挑戦! とかでもいい。

何でも学びになりますから、どうか頑張りすぎず、親御さんにも楽しんでいただきたいと思います。

入江 ぜひ、お子さんと一緒に〝食〟を楽しんでください。

Column・1

Q 非認知能力を育むことは、のちにどんな影響がありますか？

回答者・入江のぶこ

1960年代にアメリカで行われた研究『ペリー幼児教育計画』に基づいたジェームズ・ヘックマンの論文によると、幼い頃から非認知能力が育まれた子どもは、40歳時点での収入、持ち家率の高さなどについて、高い成果を得ているという結果が出ています。つまり、幼い頃から非認知能力を育むことは、勉強で学力やIQといった認知能力を高める以上に、大人になってからの幸福度や経済力にまで影響を与えるということがわかったのです。

非認知能力は「情緒安定性」、「外向性」、「開放性」、「協調性」、「勤勉性」の5つの因子（＝ビッグ・ファイブ）に分解されます。例えば「情緒安定性」が高いお子さんは「落ち着いている」反面、「ものごとに無関心」とも捉えられるといったように、

図表　ペリー実験の経済効果

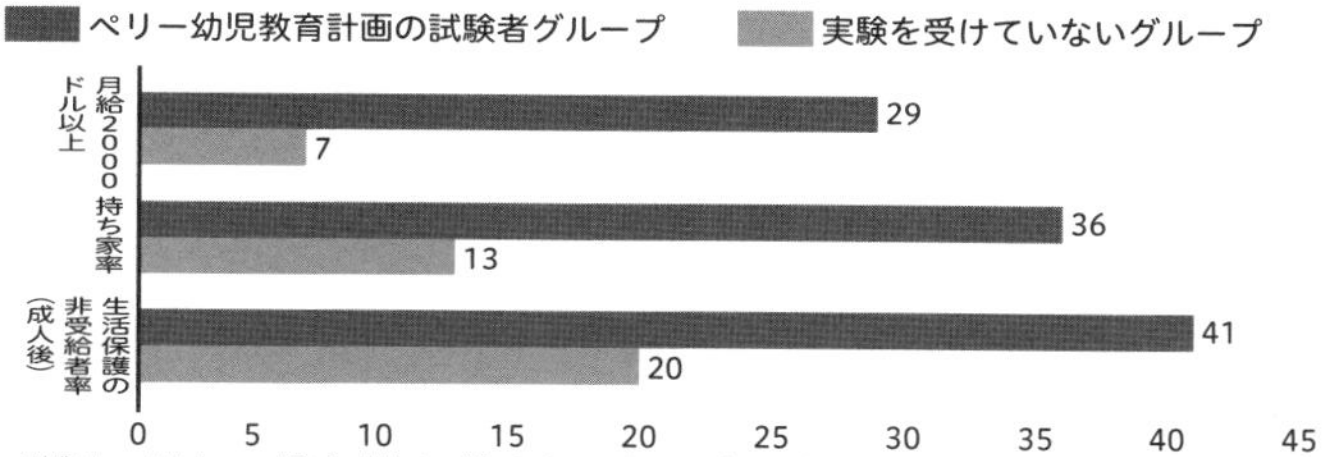

※出典：Jarnes J. Hedman and Dimitry V.Masteov “The Productmty Argument for Investing in YoungChildren ”
（http://jenni.uchicago.edu/human-inequality/papeers/Heckman_ final_all_wp_2007-03-22c_job pdf／2009 年 2 月 25 日確話）

図表　非認知能力の５つの因子

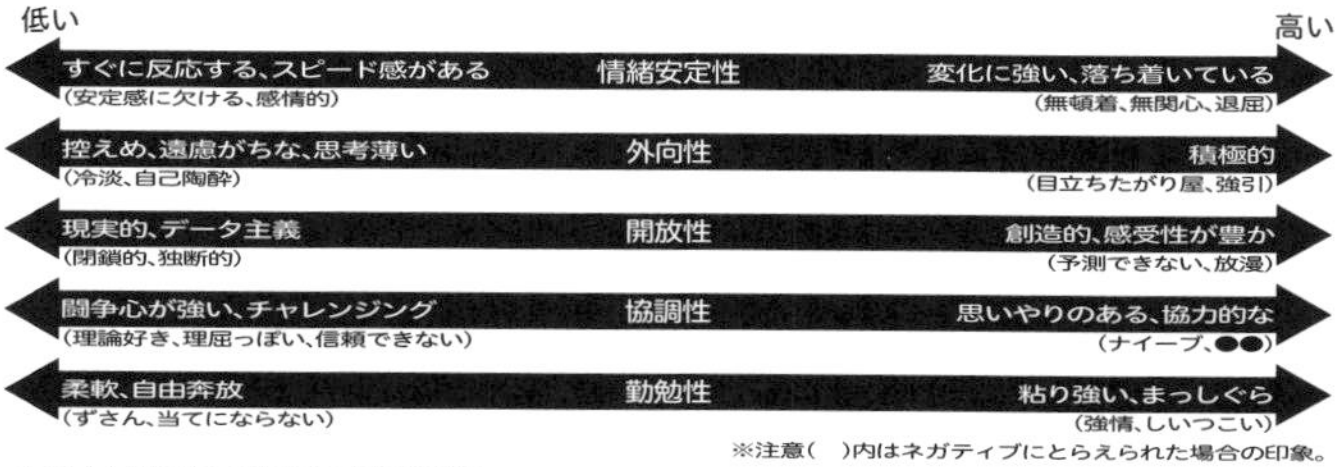

※注意（　）内はネガティブにとらえられた場合の印象。
Ginka Toegel & Jean-Louis Barsoux, “How to Become a Better Leader.” MIT Sloan Management Review, Vol53. No.3. 2012.pp54 をもとにして作成。

各要素にはそれぞれポジティブな側面とネガティブな側面があり、両方含めてお子さんの性質を表しているのです。

インターネットでビッグファイブを無料診断できるサイトもありますので、ご自分のお子さんがどんな性質を持っていそうか、チェックしてみるのもいいかもしれません。

第3章

世界で活躍するカリスマシェフが提案する「食育」

山下春幸

1 料理は正解がない世界

シェフとして20年近く活動するかたわら、国連ＷＦＰ（ワールドフードプログラム）の顧問として、幼い子どもたちに対して〝食〟に特化した支援活動を国内外問わず行ってきました。

また〝食文化を楽しく伝えること〟を目標に料理教室を主宰したり、料理専門学校で教えたり、子どもたちを対象にした「味覚の授業」なども行ってきました。そんななか訪れた、新型コロナウイルスの感染拡大。社会が大きく変化していくさまを見て「自分にも何かできないか」と思い立ち、困窮するひとり親のご家庭を食の面から支援する「おいしいスマイルプロジェクト」を立ち上げるなど、私はこれまで〝食〟を軸にさまざまな活動を展開してきました。

この章では、〝子どもと食〟に関わり続けた私が考える「食育」についてお伝えします。便宜上「食育」という言葉を使っていますが、「親子で無理なく楽しく〝食〟について学ぶ方法」と置き換えていただければと思います。

加えて、料理を通して、勉強では得られない子どものクリエイティブな力を伸ばしていくメソッドもご紹介します。「勉強ができる」ことが絶対だった時代から、クリエイティブな力が重要視される時代へと変革しているいま、本書が「柔軟な発想力を持った〝賢い子〟」を育てる際のヒントになればと思います。

レシピ通りに作っても同じ味にはならない

最初にお伝えしたいのは、「料理には正解がない」ということです。

料理には正しい解答があり、「ちゃんと作らないといけない」「美味しく作らないといけない」と思っている方が多いと思います。それが重荷になっているお母さんもいるかもしれません。しかし、食の世界に正解はないのです。そして、「正解がないから、失敗もない」というのが料理なのです。

そう言うと、「え？　だって、明らかに失敗作ってあるでしょ？」と思う方もいるでしょう。たしかに、子どもが作った料理は形が崩れているかもしれないし、普段食べている味と違うかもしれない。大人の視点では〝失敗作〟かもしれませんが、それは決して失敗ではないのです。

子どもと一緒に料理をする目的は、キレイに整った料理を作ることではありません。自由な発想で料理をさせて、「○か×か」ではないクリエイティブな部分、すなわち創造力を伸ばしていくことが目的なのです。

そもそも、レシピ通りに料理を作っても、作る人によって味は異なるのですから。

私が食育の授業をする際、最初に子どもたちに伝えることが2つあります。

ひとつは「レシピ通りに料理を作っても、全員味が違う」ということ。

石鹸でキレイに洗った子どもたちの手のひらの上に、封を切ったばかりの塩を（袋から直接手のひらへ乗せるように）５００円玉大ずつ置いていきます。

その塩を味見させ、しょっぱいことを確認させます。次に、自分の指を2本使って、手のひらの塩を3分間揉ませます。

そして3分後――もう一度その塩を味見させると、先ほどはしょっぱいだけだった塩が、わずかに甘くなったり辛くなったりしていることに子どもたちは気づきます。周りの友達と味を比べても、それぞれ違った味がする。

これは、人間がもともと持っている常在菌（ブドウ球菌など）が、ミネラルと反応して変化を起こすからなのですが、常在菌の種類や量は人それぞれ。この個人差が味の違いをもたらします。同じ塩でも触る人によって味が変わるくらいですから、レシピ通りに料理を作ったとしても、全員違った味に仕上がるのです。

もうひとつは「ゴールを設定する」こと。

プロの料理人は、最初に料理の絵を描いたり、メニューを手書きします。同様に、子どもたちに料理をさせる際も〝ゴール〟を明確にします。

ゴールは何でもかまいません。目指す味、目指す形、これだけは入れたいと思うものを入れる、こんな色の見た目にしたい――ゴールも子どもによってさまざま。絵や字で書いても、口頭でもかまわないので、たくさん想像させてください。その時点で、すでに〝クリエイティブな力を養う〟料理は始まっているのです。

料理の世界では、「ゴールまでの道のりはひとつではない」ということも重要です。黒板に「3＋3＝」と書くと全員「6」と答えます。この「答えがひとつしかない」のが、日本での学校や塾で受ける基本的な教育です。

料理はその反対で、「6にするにはどうするか?」を考えることを求められます。2×3、16－10、48÷8――ひき算、たし算、わり算、かけ算、どれを使ってもいいので、かなりの数式が出てきます。これが、料理の世界なのです。

料理はひとつのゴールに対して、複数の考え方・やり方がある。だからこそ、ゴールまで到達できたならば、その過程はどんなものであろうと等しく正解で、不正解というものはないのです。

レシピ通りに作っても、みんなが同じ味になるとは限らないし、やり方もいろいろある。「だから、ここから先は、あなたの好きにやっていいんだよ」と最初に伝えると、子どもたちは「なんだ、好きにやっていいんだ！」と、大人の心配をよそに、自由に手を動かし始めるものです。

なかには、「美味しくなると思ったから！」と、餃子に生クリームを入れる子どもだっているかもしれません。「餃子というのは、こういうものだ」と経験から知っている大人たちは、「えっ⁉」と思うでしょう。しかし、子どもは「なんで甘い餃子がないんだろう？　きっと美味しいはずなのに」と、純粋に疑問を抱いている可能性だってあるのです。

そういった子どもの発想や独創性を、尊重してあげてください。もしかすると、世の中をあっと驚かせるような料理だって誕生するかもしれないのですから。

2 子どもと一緒に料理してみよう

子どもがゴールを決めたら、親は見守り並走するだけ

お子さんと料理を作るのは、毎日である必要はありません。忙しいときは、買ってきた惣菜を一緒にお皿に盛りつけるだけでもいいのです。もし、親子で料理する時間を確保できたのであれば、その貴重な時間を楽しく過ごしていただきたい。子どもには正解や完璧を求めず、自由にやらせてみましょう。そして、親御さんもぜひ一緒に、徹底的にその時間を楽しんでください。

料理を一緒に作るにあたり、まずやっていただきたいのは、先ほどの「ゴールを決

める」ことです。

子どもとの料理は、レシピを正しくなぞる〝大人のための料理教室〟とはまったく異なります。

「今日はカレーを作ろうね」となったときに、親にとっての「正しい野菜の切り方」を子どもに教え実践させるだけでしたら、それはただの〝料理教室〟です。そこには子どもの個性が微塵も反映されない、誰が作っても同じようなカレーになってしまいます。

子どもの個性を発揮することなく料理を完成させる――それではお母さんのお手伝いをしているのと変わらない、日常の延長にすぎないのです。

そうならないためにも、「ゴールを決める」ことが重要です。

ここで言うゴールとは、「お母さんと一緒に作って食べるなら、どんなものを食べたいか」「必ず入れたい食材は?」「どんな味にしたいのか」といった、おおよその指針です。

「お母さんとカレーを作って食べたい。ゆで卵を入れたいな。にんじんはあんまり入れたくない。辛いとイヤだから、甘くしたい」といった指針が子どもから出てくるまで、じっくり話を聞いてあげてください。

「にんじんも食べなくてはダメよ」などと、本人が考えたプランを遮るようなことはせず、まずはすべてを肯定しましょう。絵を描くことが好きなお子さんでしたら、イメージしたものを描いてもらってもいいですね。

そうして考えたゴールを、親子で楽しみながら目指します。材料の切り方などは二の次です。包丁や火を扱う際の注意点だけはきちんと伝え、隣で見守りながら、子どもの思うままにやらせてあげましょう。

野菜を大胆に切る子どももいれば、几帳面に切る子どももいるでしょう。どっちが正しいか？　いえ、どちらも正解です。玉ねぎの大きさがバラバラでもかまいません。それはそのまま、その子の個性となり、独創性にもつながるのです。

途中で子どもが迷ったときも、できるだけ見守るようにしてください。「お母さん食べてみて。美味しい?」と聞いてきても、子どもよりも先に味見はしないように。

無意識であれ、子どもは親の反応を見るものです。そこで最初に感想を言うのではなく、「これはあなたの料理なんだから、あなたが美味しいと思う味にしていけばいいんじゃない? だって、あなたがシェフなんだから」と、自分で考えさせる機会を与えてください。でないと、料理を完成させたのはお母さんになってしまい、子どもが達成感や成功体験を得る機会が失われてしまいます。

私が子どもたちに料理を教える際も、「これ美味しい?」と頻繁に聞いてくるお子さんがいます。常に大人の顔色をうかがうような彼らは、おそらくご家庭で〝失敗=ダメなこと〟と刷り込まれているのでしょう。萎縮した子どもが作る料理は、秘めている可能性に蓋をした〝教科書通り〟のものになってしまいます。

失敗を恐れ、答えを大人に求める子どもは、成功体験に乏しい傾向にあります。そんな子どもにこそ、料理は成功体験を与える絶好の機会となるのです。

正解のない料理には、失敗などありません。決めたゴールまでの道のりは、どう歩もうとその子の自由です。大人は事故が起きないように見守りながら並走し、ゴールに辿り着いた子どもを手放しで肯定してください。

そうして完成した料理に対して、「美味しいね」「彩りがキレイだね」といったように、褒めてあげることが大切です。私の料理教室でもとにかく子どもたちを褒めるようにしていますが、そうやって回を重ねていくごとに、彼らのクリエイティブな感覚は飛躍的に伸びていきます。どんな小さな点でもかまいません、ぜひ褒めてあげてください。

子どもとの料理をとにかく一緒に楽しむ

小さいお子さんとの料理は、料理を作るというよりは、粘土で何かを作るようなイメージに近いかもしれません。どんな形になってもいいし、散らかしても、汚してもいい。親子で楽しくワイワイ取り組み、そのなかで小さな気づきを与えたり、食に対する興味を刺激することが重要なのです。

子どもが料理を作るとき、必ず床に材料をこぼします。テーブルも汚します。そこで「汚したらダメじゃない！」と言ってしまうと、子どもにとって料理は勉強の一環になってしまいます。「でも、汚れるのはちょっと……」と思ってしまいますよね。ではどうするか。答えは簡単です。子どもと料理をする際は汚すことを前提として、あらかじめ新聞紙を敷いたり、ラップを貼っておけばいいのです。

汚したらダメ、こぼしたらダメ、カレーに入れる玉ねぎはこの大きさで切らないとダメ――制限ばかりの料理は、誰のためにもなりません。どうかお子さんの自由を尊重し、料理の時間を楽しく過ごしてください。勉強机では静かに理路整然と、キッチンではうるさく自由に――メリハリも大切です。

食べ終わったら、必ず一緒に後片づけをしましょう。

食器を洗ったり拭いたりするのは、子どものできる範囲でかまいません。料理をしている間は汚すも散らかすも自由ですが、最後はきちんと片づける。一緒に料理をするたびに行っていたら、それはおのずと子どものなかでも〝当然のこと〟となるでしょう。

共働き世帯も多いいまの時代、小さい頃から料理や片づけに触れている子どもは、自然と家事分担ができる大人へと成長します。そういった意味でも、「食べたあとは、みんなで一緒に片づけをする」ことは大切なのです。

ここまでお子さんと料理をする際に意識すべきポイントをいくつか挙げましたが、なによりもまず、お母さんが楽しめる時間にしていただきたいのです。笑顔で一緒に料理を楽しむお母さんの姿を見て、子どもは〝食＝楽しいもの、料理＝楽しい時間〟と認識するのですから。

3 子どもの味覚を育てる

幼い頃から味覚を養うことが大切

幼いお子さんは、そこまで料理に興味を持てないかもしれません。しかし、興味がなくてもお腹は空きますから、食べたいという欲求はあります。その欲求をきっかけとしてみるのもいいでしょう。

例えば、子どもが何かを食べる際に、「それってどんな味をしてるの？ 甘い？ 辛い？」と、感想を聞いてみます。すっぱいレモンを食べて、子どもは「辛い」と言うかもしれません。そんなときは、「辛いじゃないでしょ」と否定せず、「こういうときはすっぱいって言うんだよ」と強制もしないでください。

「レモンはどんなふうに辛いのかな？」「似ている味はあるかな？」と子どもから出てきたワードをフックに、会話を重ねていく。そうやってやり取りしていくうちに、子どもも次第に食や料理に対して興味を示すようになるかもしれません。

味覚は料理の基本であり、とても大切なものです。ブロックをひとつひとつ積むように、いろいろな味覚を体感させ、体験を積み重ねていってください。

食育の授業の際、「醤油の味見をしてごらん」と言うと、かなりの量をスプーンにドバドバ出して飲む子が必ずいます。そして、思っていた以上にしょっぱくて、「うわ～！」と騒ぐ。でもそうやって体感することがいいのです。自分で味を体感して、体験を積み重ねることこそ大切なのです。

とくに、基礎的な五つの味覚「五味」については、できるだけ小さいうちから体感させたほうがいいと私は思います。

例えば、こんなふうに味覚を体感させるのはいかがでしょうか。

家にある調味料をずらっと並べて、端から味見をしていきます。醤油、塩、酢、砂糖。基本の調味料に加えて、ケチャップとマヨネーズ、子どもが苦手とする――これも大人がそう思っているだけですが――マスタードやからしも味見させてみましょう。そうしてひと通り味見し終わったら、「これとこれを足したらどんな味になると思う？」と想像させ、実際に混ぜたものを味見させます。

ここでも、「醤油をそんなにたくさん舐めちゃダメ」「からしは辛いから、ちょっとだけ」といった干渉はしないように。しょっぱかったり辛かったら、子どもはちゃんと吐き出しますから。

そうやって、幼い頃から自らの体験として味覚を養うのは非常に重要です。

甘味はエネルギー源となる糖を、塩味はミネラル分を、うま味はたんぱく質が含まれていることをそれぞれ知らせ、酸味は腐敗を、苦味は毒の存在を知らせる役割があるからです。

人間の本能として、生きていくために必要なもの・危険なものを識別する手がかりとなる味覚は、幼い頃から養っておきたい機能のひとつなのです。

子どもの好き嫌いをどうするか

料理教室などで、お母さんたちから「子どもの好き嫌いをなくしたい」と相談されることがとても多いのですが、そもそもなぜ子どもは好き嫌いがあるのでしょうか。

考えられる理由のひとつに、「味覚=危険なものを察知するためのもの」というのがあると思います。先述したように、苦味や酸味は毒や腐敗したものを示すサインであるため、敏感に子どもは嫌がります。いつの時代にも、ピーマンやセロリが「子どもが嫌いなもののベスト10」に入っているのは、そういった理由もあるのでしょう。

そのときの味つけが「たまたま苦手だった」という可能性もあります。

嫌いだと子ども自身が思っていたものでも、味つけやタイミングといった、何かの

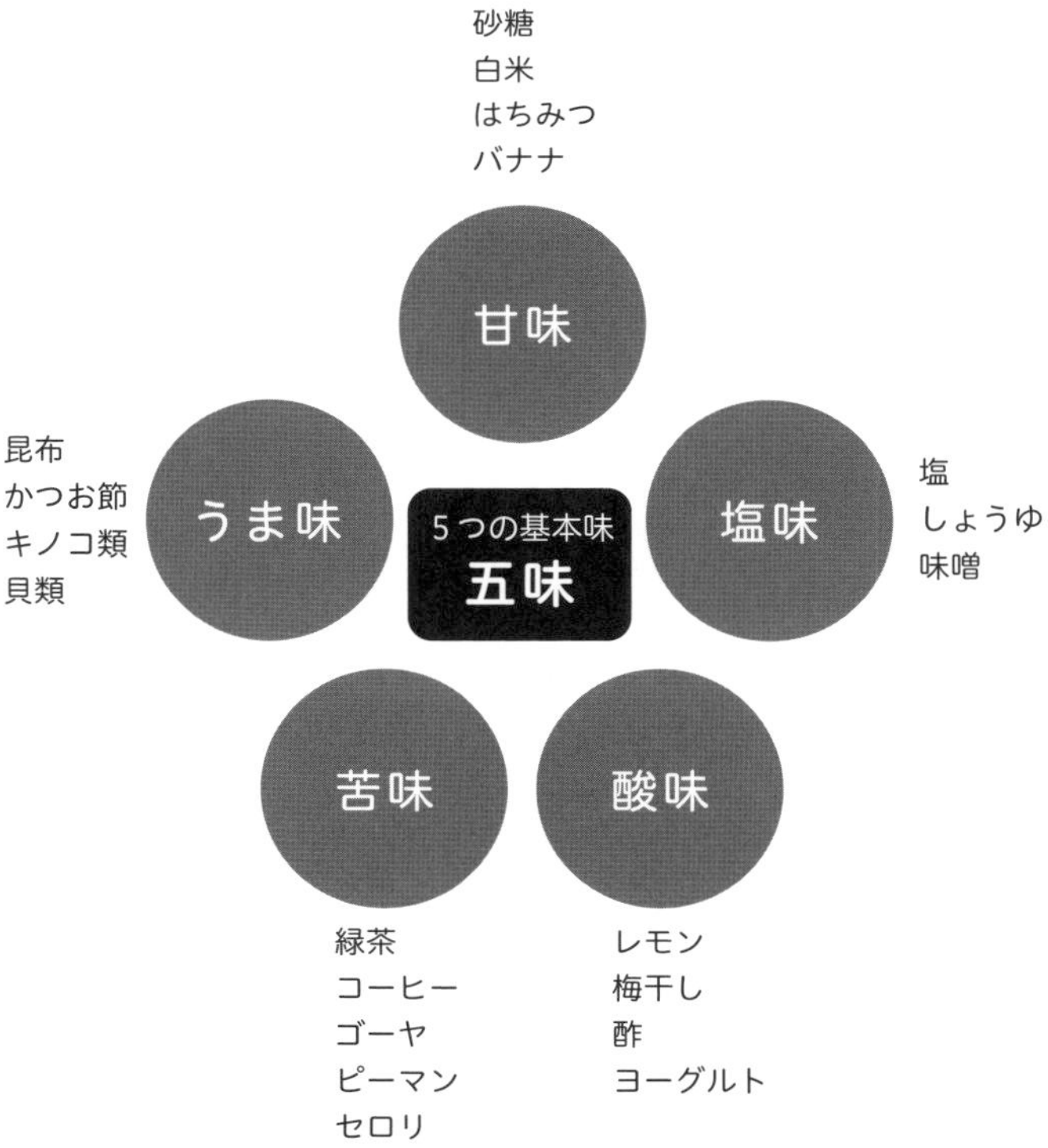
砂糖
白米
はちみつ
バナナ
甘味
昆布
かつお節
キノコ類
貝類
うま味
5つの基本味
五味
塩味
塩
しょうゆ
味噌
苦味
酸味
緑茶
コーヒー
ゴーヤ
ピーマン
セロリ
レモン
梅干し
酢
ヨーグルト

きっかけで食べるかもしれません。

気をつけたいのは、無理やり食べさせること。それはトラウマとなり、本当に〝嫌い〟なものに変わってしまいます。子どもに好き嫌いを押しつけず、「苦手なものを克服させよう、食べさせよう」と意気込むよりも、子どもが好んで食べるものをさらに豊かに食べさせることに時間を割いたほうがよいと思います。

好き嫌いの理由として、もうひとつ。単純に「素材が良くなかった」というのもあると思います。きゅうりが大嫌いだった子が、採れたてのきゅうりを「臭くない！」と食べられるようになった例や、天日干しの魚と機械干しの魚を比べると、匂いの強い天日干しの魚のほうを好む子どもが多いという例もあります。自然に近い〝良い素材〟に触れることは、子どもの味覚を育てるうえでも、子どもの好き嫌いをなくすうえでも重要なのです。

4 食卓も大切な食育の場

「料理にかけた時間＝食事にかける時間」が望ましい

手で食材に触れ、匂いを嗅ぎ、音を聞き、彩りを楽しみながら、最後に食べることができる〝五感のすべてを使った学び〟となる料理は、ほかの遊びや勉強からは得られない、多くのものを子どもにもたらします。

なかでも、最も特徴的なのが、「食べられる」こと。子どもとの料理に限らず、作ったものを食べるという行為は、思っている以上に重要なのです。

しかし、ご自分の生活を思い返してみてください。

1時間かけて作った料理を、20分程度で食べて「ごちそうさまでした」と家族のみんなが席を立つ、なんてことはありませんか？

私がよく言うのは、「少なくとも料理にかけたのと同じ時間、できれば倍の時間をかけて、会話しながら食べましょう」ということ。

もちろん、ご家庭にはさまざまな事情があると思うので、毎日・毎食必ずというわけではありません。「この日は子どもと一緒に、徹底的に食に向き合おう！」と決めたときだけでもかまいません。

せっかく手間ひまかけて、お子さんと一緒に作った料理ですから、時間をかけて味わっていただきたいのです。

出来上がった料理の味や彩りをどう感じるか？　料理していたときを振り返って楽しかったことや「もうちょっとこうしたい」と思ったことは？　次に作りたい料理は？　お子さんが一生懸命考えて作った料理ですから、話題はたくさん出てくるはずです。

小学校高学年ぐらいのお子さんでしたら、生産者の話や、食材の流通プロセスについて話題にするのもよいかもしれません。

いずれにせよ、食事と会話を楽しみながら、食卓の時間を豊かに過ごしていただきたいのです。

味覚を経験として定着させる

テレビを観ながら、スマホを操作しながら、といった〝ながら食べ〟は、家族のコミュニケーションを妨げるだけでなく、咀嚼回数の低下にもつながります。

また、味覚を育てるうえでも〝ながら食べ〟は悪影響を及ぼしかねません。というのも、味覚を鍛える際に「自分が口にするものを目で見て、色や形を認識しながら食べる」ことが重要だからです。

目の前にあるりんごを食べるときに、目で見て「これはりんごだね」と確認し口に入れ、「うん。りんごの味ってこんな味だよね」と紐づけていく。

日常生活のなかでこんなふうにいちいち確認していないと思いますが、これは私たちが無意識に行っている大事なプロセスです。

そうやってヒトは味覚を経験として定着させていくため、ほかのことに気をとられ、何を食べているのかわからないまま口にする〝ながら食べ〟では、味覚を育てることができないのです。

それはなにも、子どもに限ったことではありません。

みなさんも試しに、りんご（ほかのものでも、もちろんＯＫ）を目の前に置き、味を想像してみてください。それから実際にりんごを食べ、想像した味と比べてみましょう。

ほとんど想像通りですか？　結構違っていますか？　そうやって、たまには味覚の確認をしてみるのもよいでしょう。

5 原点となっている子ども時代

食に異常なまでの興味を持っていた子ども時代

ここで、私の子ども時代の話を少しご紹介します。私の活動の根底にあるのは、私が幼い頃に与えられた〝自由〟と、自らの〝食に対する興味〟です。

私の家系には料理人がひとりもいません。私自身、大阪芸術大学を卒業し、大手飲料品メーカーに就職したのち、シェフを目指すことを決意したので、料理学校にも通っていないのです。そんな私がなぜいま、食を仕事にしているのか——話は子ども時代に遡ります。

母や祖母の話によると、どうやら私は幼い頃から食に対する興味が非常に強かったようです。キッチンに背が届かないうちから、床に座ってソースやマヨネーズを混ぜ、味見するような子どもでした。おそらく私がリクエストしたと思うのですが、誕生日プレゼントでもらったままごとセットで、葉っぱをお金に見立ててお店屋さんごっこをしていたそうです。

おそらく、母や祖母が家で料理しているのを見ていたのでしょう。小学校にあがった頃から、卵焼き程度のものはサッと作れるようになっていました。

仕事で忙しい母の代わりに、祖母が私の面倒をみてくれていました。祖母が作ってくれる料理というのは、だいたい煮物や和え物といった和食です。しかし子どもは、スパゲッティやハンバーグといった洋食が食べたいものですよね。ファミリーレストランやコンビニエンスストアもほとんどなかった時代ですし、料理本も手元になかったので、自分なりに作り方を考え作ってみる以外に方法はありませんでした。

そうやって興味本位で作り始めたことで、一気に料理のレベルが上がったのです。

もうひとつ、テレビ番組の影響も大きかったと思います。

当時、周りの子どもたちはザ・ドリフターズの『8時だョ！全員集合』に夢中になっていましたが、私は芳村真理さんが総合司会をされていた『料理天国』のほうが好きで、毎週欠かさず観ていました。

辻調理師専門学校の講師の方たちがコック帽をかぶって出てきて、きらびやかなフランス料理を振る舞う。高級なレストランの雰囲気が漂う映像に「こういう世界があるなんて、すごい！」と、子どもながらに感動したことを覚えています。

その世界観に感動した私は、次に「このすごい華やかな料理は、どんな味がするんだろう?」と思いました。しかし、『料理天国』はあくまで料理バラエティショーですから、細かく工程を追うようなことはしていなかったのです。私はテレビ画面を見ながら材料をそろえ、見よう見まねで料理を作ることを覚えていきました。

親がすべてを肯定してくれたから、いまの自分がある

冷蔵庫から勝手に食材を取り出し料理をしていた私に対して、母や祖母は叱るようなことはありませんでした。

料理に限らず、子どものやりたいことを尊重し、自由にさせてくれる家庭でしたから、私はのびのびと育ったのだと思います。もちろん、社会や人に対して守るべきルールはしっかりと叩き込まれましたが、私自身が興味を持っていることについて、口を出すことは一切ありませんでした。

失敗に関しても寛容でした。

我が家に電子レンジがやってきた日、「とにかく何かを温めてみたい！」と思った私は、母が外出している間に卵を入れてしまったのです。新品の電子レンジのなかで大爆発を起こし、木っ端みじんに飛び散った卵を慌てて片づけましたが、そんな私に対して母は叱ったり、否定したりすることもありませんでした。

私が作った料理についても同様です。子どもが自己流で作ったものですから、美味しくないこともあったでしょう。しかし、母も祖母も必ず「美味しい」と肯定してくれました。

自分がしたことに対して〝高い評価を得られた〟という体験は、子どもの自信につながります。

母や祖母が「美味しい」と言ってニコニコ笑ってくれる。人のお腹を満たすようなものを提供することができた。自分がやったことが、人の役に立ったという喜びは私のなかで大きく膨らみました。これが、私の料理の原点になっています。

そんな家庭で育ち、誰にも制限されずに食への興味を追求した結果が、いまの私につながっています。

「この料理はどんな味がするんだろう？」とワクワクしていたあの頃の気持ちのまま、いまも仕事に向き合っている私は、仕事にストレスを感じることはありません。なぜなら、料理という〝好きなこと〟を仕事にしているからです。

ここまでは、私の考える「食育」、そしてクリエイティブな「賢い子」に育てるメソッドを紹介してきました。このあとは、いよいよ実践編です。

ぜひ、お子さんと一緒に料理をする際のヒントにしてください。

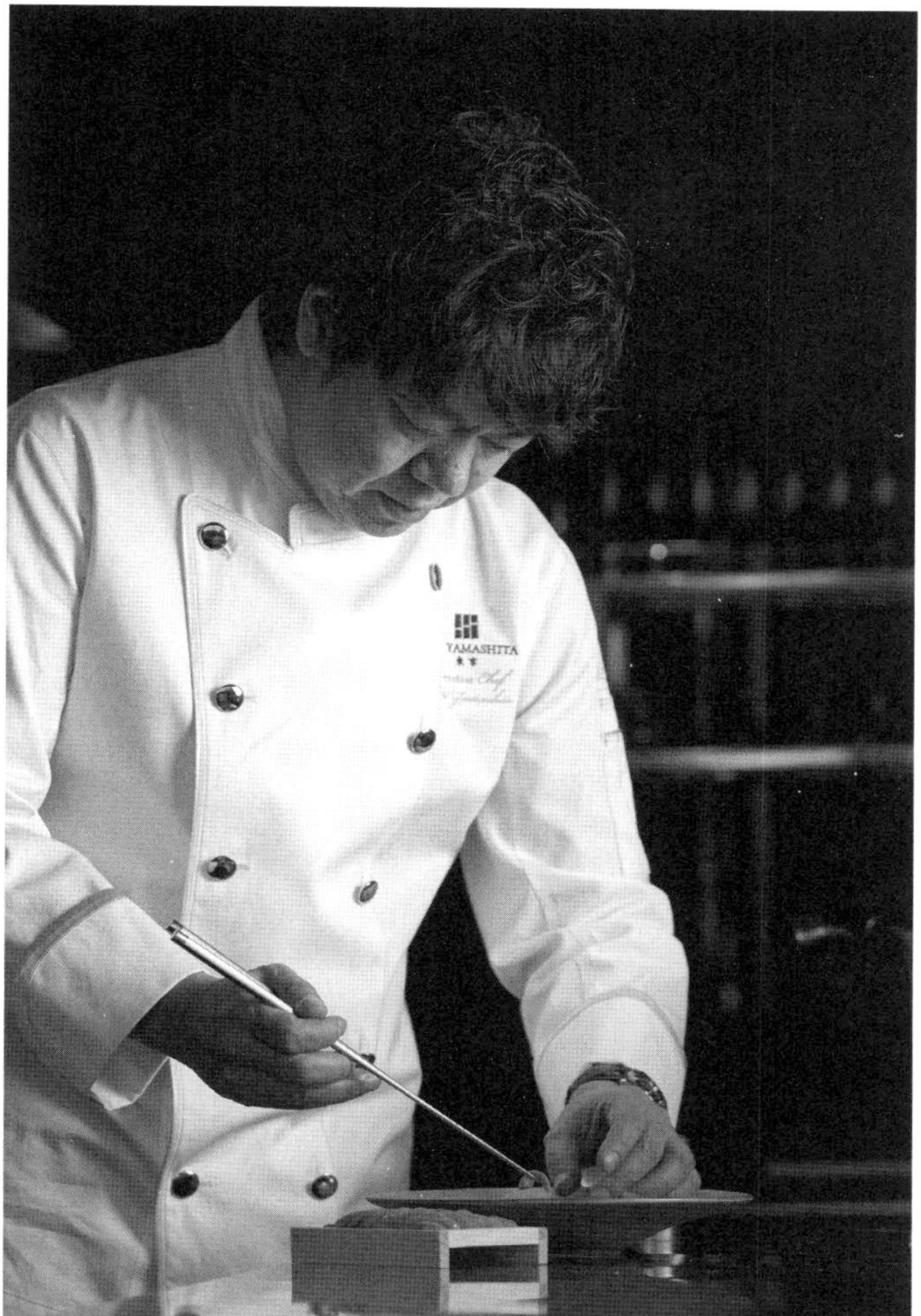
YAMASHITA

Column・2

Q 旬の食材をよく食べる子は、味覚が発達するって本当？

回答者・山下春幸

森永乳業と学習院女子大学が共同で行った味覚に関する実験（小学校5～6年生とその母親52組104名を対象）では、食への関心が高かったり、さまざまな食品に触れている人たちは、五味（甘味、塩味、酸味、苦味、うま味）を判別する能力に長けていることがわかりました。

とくに、その傾向は子どもに顕著だったようです。旬の食材や自然食品、珍しい料理や食材を積極的に食べる子どもは、五味を判別する能力が高く、味覚が発達していると言えるでしょう。

図表　五味判別レベルが高い人（上位20%）の特徴

母親： 判別レベル 平均値：4.9	✓ 好き嫌いが全くない(高：41.7%／低：27.3%) ✓ 外食の際に、料理がどのような食材や調味料で作られているか意識している（高：83.3%／低：63.6%)
子ども： 判別レベル 平均値：4.2	✓ 好き嫌いがない・少ない（高：83.3%／低：36.4%) ✓ 外食の際に、料理がどのような食材や調味料で作られているか意識している（高：50.0%／低：18.2%) ✓ 自然食品や旬の食材をよく食べる（高：91.7%／低：63.6%) ✓ 珍しい料理、食材を積極的に食べる（高：33.3%／低：9.1%) ✓ 食品やその材料、素材に関心がある（高：41.7%／低：18.2%)

ちなみに同じ実験では、子どもよりも母親のほうが五味の判別レベルが高く、味覚に鋭敏なことがわかりました。それはおそらく、食経験の豊富さの差によるものだろうと同実験では結論づけられています。

「うちの子、あんまりいろんなものを食べさせていないから、味覚が疎くなってしまうかも」と心配せず、これからたくさんの食材に触れさせて、食経験を豊かにしてあげるとよい、ということですね。

第4章

実践編1

親子クッキングのポイント

準備

準備段階のポイントは「発想力」をフル回転させること

1 一緒に料理を決めよう！

「さ～て、今日は料理の日！　ハンバーグを作ろうね！」

ちょっと待って！　それではただの〝お手伝い〟です。

〝賢い子どもに育てる料理〟は、料理を決めるところからすでに始まっています。お子さんが自由に発想できるように、まずは頭の準備体操を！

「今日は何が食べたいかな？」

お子さんと一緒に、「これから作る一品」を決めましょう。

本書のレシピ集を見ながら相談してもかまいませんし、普段お使いのレシピ本から選んでももちろんOK！ インターネットにもたくさんレシピはありますから、それらをヒントに相談しながら料理を決めていきましょう。

ただし、あくまで主役はお子さんですから、お子さんが自分で考え、選べるように誘導してください。

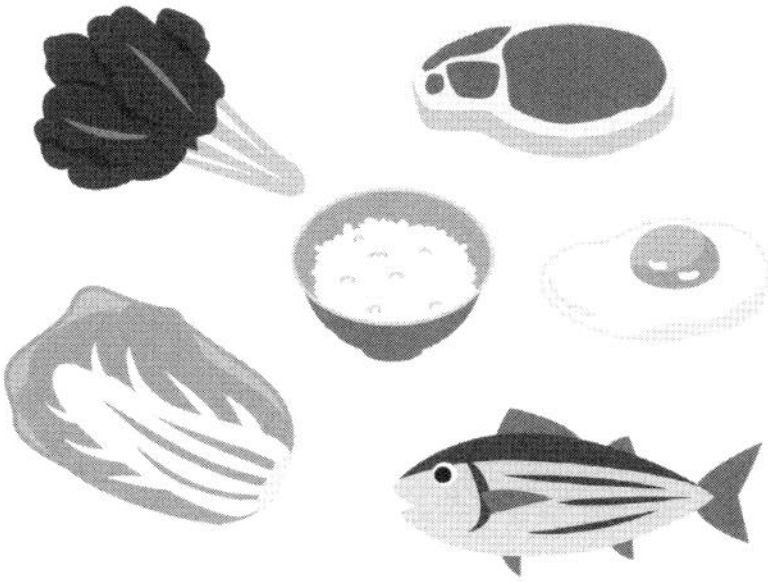

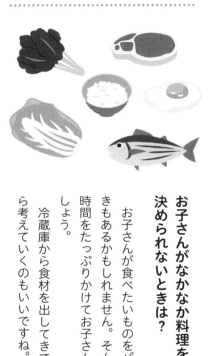

お子さんがなかなか料理を決められないときは？

お子さんが食べたいものをパッと思いつかないときもあるかもしれません。そんなときは急かさずに、時間をたっぷりかけてお子さんの興味を引き出しましょう。

冷蔵庫から食材を出してきて、具体的に見せながら考えていくのもいいですね。

2 どんな料理にしたい？　ゴールを決めよう！

作るものが決まったら、次は具体的なゴールを決めます。

レシピに囚われず、お子さんが〝自分だけのゴールを考える〟のが、ここでの目的です。ゴールは何でもかまいません。

「絶対に入れたいものはある？」

「どんな味にしたい？」

「食べる人の喜ぶ顔を想像して！」

絵を描くのが好きなお子さんにはイメージを絵に描いてもらったり、言葉が得意なお子さんにはこれから作る料理にオリジナルのレシピ名をつけてもらうのも楽しいですね。

お子さんの創造力をたくさん引き出せるように、盛りあげてください。

「それはどうなの?」と思う発想が飛び出したら?

子どもの発想力はときに、大人の常識を超えてきます。「カレーにコーンフレークを入れたい!」と言い出しても、「それは美味しくないから、やめようか」なんて言わないように! この「美味しくない」というのは、大人が経験で得た主観です。せっかく子どもが新たな経験を積むチャンスを得たのですから、その芽を摘んでしまうことはありません。コーンフレーク入りカレーだって、もしかしたらすごく美味しいものになるかもしれませんよ!

3 材料は? 必要なものを書き出そう!

作るものとゴールが決まったら、次は材料の確認です。

レシピなどを参考に、必要なものをいったんすべて書き出します。

文字が書ける年齢のお子さんでしたら、「忘れちゃうと困るから、お母さんが言ったものを書いてくれる?」とお願いすると、がぜん張りきってくれるでしょう。

ひととおり書き出せたら、「家にあるもの」と「買いに行かないといけないもの」を確認します。

「にんじんはある？　じゃがいもは？　ケチャップがもうすぐなくなりそうだね」

お子さんと一緒に冷蔵庫やストック棚を確認し、〝お買いものリスト〟を作ります。

なぜ〝お買いものリスト〟が必要か

材料が多少足りなくても、違うもので代用したり、味付けを少し変えたりすれば済むでしょう。しかし、お子さんとの料理において、この〝お買いものリスト〟を作る工程はとても大切です。「家にじゃがいもがあるのに、スーパーで買ったら食べきれないよね？　そのまま置いていたら、腐って捨てなくちゃいけなくなるかもしれない。それはもったいないでしょ？」ぜひこの機会に〝必要なぶんだけ買う〟習慣づけをしてください。

4 〝お買いものリスト〟を手に、材料を買いに行こう！

買うものが決まったら、一緒に買いものに出かけましょう！

お店に着いたら、食材はできる限り、お子さんに見つけてもらいます。「じゃがいもはどこにあるかな？　2種類あるけど、どっちにする？」

見つけられないものがあったら、「店員さんに聞いてみる？」と促します。

もちろん、人見知りのお子さんには、無理をさせる必要はありません。

ほかにもいろいろ！　買いものでできる学び

目的のものを手に入れるほかにも買いものには学びがたくさん隠れています。ひとつは時期によって並んでいる野菜や果物が変わるので、季節を身近に感じられること。もうひとつは、お金のやり取りを間近で見られること。最近はセルフレジも増えてきたので、お子さんにお金を入れてもらったり、キャッシュレスアプリやカードを使わせてみるなど、いろいろと経験させてあげてください。

調理

調理段階のポイントは「創造力」をフル回転させること

5 自由に切ったりこねたり、混ぜたりしてみよう！

買いものから帰ってきたら、いよいよ料理の時間です！

親子でお揃いのエプロンなど用意できれば、気分はさらにあがりそうですね。

最初に石鹸でよく手を洗います。そして火や包丁の扱いについて、注意するべきところを教えたら、あとはお子さんが料理をするのを見守ってください。もちろん、お子さんの年齢や成長度合いによって、できることは異なります。難しいところはお母さんがフォローしつつ、お子さんのペースでできることだけやってもらう。それで十分です。

野菜の切り方や味付けも任せてみましょう。

床やテーブルが汚れるのが気になるようであれば、ラップや新聞紙を敷いておきます。汚すことなんて気にせず、創造力をフル回転できるように、お子さんの思うままに調理させてあげてください。

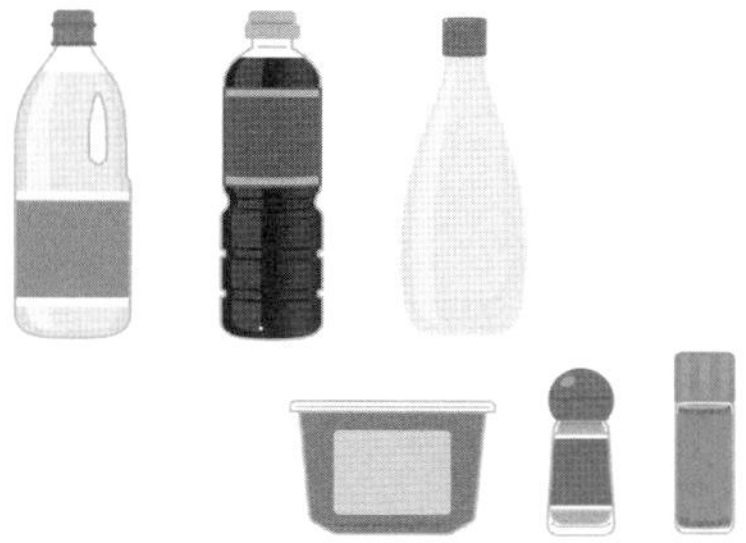

お子さんが途中で投げ出したらどうする？

「もうやりたくない！」と、料理の途中でお子さんが投げ出しても、怒らず、呆れず話を聞いてあげてください。疲れてしまった、思い通りにいかなかった――理由はいろいろあるでしょう。原因を探って解決できるようであれば、料理続行です。最終的にお子さんが達成感を得られるよう、お母さんも簡単に諦めないでお子さんの話を根気よく聞いてください。それでもやりたくない場合は、「続きはお母さんがやるから見ていて。できたら一緒に食べようね！」と、今日のことが楽しい思い出として残るように導いてあげてください。

6 味見してみよう！

料理を始めると、目の前のことについ夢中になって、最初に決めたゴールを忘れてしまうかもしれません。ゴールがあいまいだと、お子さんが迷いを見せることも――。そんなときはお母さんから助け舟を出してあげてください。

例えばゴールを「甘いカレー」と設定した場合、途中で味見をさせてみます。「思っていた味と近い？　遠い？　遠いのは、何か足りないのかな？」味の感想を求められてもここでは言わずにおきましょう。まずお子さんから意見を引き出すことが肝心です。

味見して、「想像していたのとだいぶ違う」とお子さんが諦めそうになった場合は、「とにかく最後まで作ってみよう！」と元気に背中を押してあげてください。

結果はどうあれ、「ひとつのことを最後までやり遂げられた」という事実は、大きな自信につながります。

7 料理完成！ 好きなお皿に盛りつけよう！

料理ができたら、お皿に盛りつけましょう。

「どのお皿に盛りつけたい？」

「どうやって盛りつけたら、料理が美味しそうに見えるかな？」

盛りつけもお子さんに任せてみてください。


食卓の色彩やあしらいに興味を示すお子さんならば、テーブルセッティングに挑戦させてみるのもよいでしょう。好きなランチョンマットやカトラリーを並べるだけでも、十分〝目にも楽しい食卓〟になります。

次の機会には、〝お買いものリスト〟にテーブルセッティングのための「お花」を入れておくのもよいかもしれません。

お子さんの色彩感覚を養ううえでも、視覚を刺激する鮮やかな食卓はとても重要です。幼い頃から〝美しい食卓〟に触れる機会を多く作ってあげてください。

食卓

食卓でのポイントは「親子で過ごす、濃密な時間」

8 作ったものを食べてみよう！ 感想は？

さて、いよいよ食べる時間です！

まずは料理を作りきったことをたくさん褒めてください。料理を最後まで自分で作ったという達成感、お母さんにそれを褒められた成功体験は、お子さんに自信を持たせ、自立した人間に成長させることでしょう。

一緒に楽しく食べてから、料理や今日の感想を聞いてください。最初に決めたゴールに到達できたのか、どこを工夫すればもっと美味しくできるのか、自分で考えさせることが大切です。

料理へのダメ出しはＮＧ！

親子クッキングは、お子さんの発想力や創造力を高め、〝賢い子ども〟に育てるためのものであって、〝子どものためのお料理教室〟ではありません。ですから、完成した料理について「ここが焦げちゃってるよ」とか「野菜がちゃんと切れてないね」といったダメ出しはしないように。一生懸命作った料理をそんなふうに言われたら、お子さんはガッカリし、自信を失ってしまいます。そもそもの主旨を忘れないように、楽しく食事をしてくださいね。

9 この食材は、どこから来たの？ 食卓で学ぶＳＤＧｓ

生産者や食の流通プロセスについて一緒に考えてみるのもよいでしょう。「ＳＤＧｓ」や「食品ロス」といった、お子さんの将来に関わる大切なことを自分で考える絶好の機会です。

といっても、難しい単語を並べる必要はまったくありません。

「このにんじんは、どこからきたと思う？」

「ごはんを残して捨てちゃう人がたくさんいたら、どんなことが起こると思う？」

幼い頃からそういった会話を交わしてきたお子さんは、世の中の流れに敏感に反応し〝行動できる〟大人へと成長するでしょう。

10 後片づけまでしっかりやろう！

〝賢い子ども〟に育てるための親子クッキングも、いよいよ最後。

食べ終わったら、みんなでキッチンと食卓を片づけましょう。もちろん、お子さんができる範囲でかまいません。

幼い頃から「料理をしたら、最後に片づける」ことをルールとして身につけておくことが大事です。

「洗ったお皿を拭いてくれる？」「机をキレイにしてくれる？」とお願いすれば、お子さんは「お母さんの役に立つんだ！」と張りきってくれるでしょう。お手伝いしてくれたお子さんの行動ひとつひとつに、感謝の言葉をかけてください。

「今日は楽しかった！　また一緒にお料理したいな」

そんな言葉で一日が終われたら最高ですね！

料理日記をつけてみるのも◎

たくさんのことを学んだ親子クッキング。

お子さんにとっても、有意義な一日になったでしょう。

せっかく学んだことを忘れてしまってはもったいないですから、料理をした日だけつける「料理日記」があってもいいかもしれません。

どんな料理を作って、食べてみてどう感じたか。メニューを決めるところから、最後に片づけをするまでのなかで、考えたこと、驚いたこと、楽しかったこと、悔しかったこと、悩んだこと――まだまだたくさん出てくるかもしれません。

絵日記のように絵を添えるのもいいですし、いろんなシーンで写真を撮っておいて、それをプリントして日記に貼るのも素敵ですね。

そうしてつけた「料理日記」はきっと将来、お子さんの宝物になるでしょう。

Column・3

Q 残さず食べているつもりだけど……日本の「食品ロス」の現状は？

回答者・入江のぶこ

日本で発生している食品ロスの年間総量は約600万トン。そのうち、半分近くを占める約276万トンが一般家庭から発生しているといわれています。

食品ロスが多い順には、野菜類、果実類、魚介類、肉類――。本来は食べられるにもかかわらず、捨てられてしまう食べものが多いということを、お子さんにもぜひ伝えていただきたいです。

食品ロスは世界でも問題になっています。

世界で1年間に生産されている食料は約39億トン。その3分の1にあたる約13億トンが廃棄されている現状をふまえ、SDGs（持続可能な開発目標）でも、食品ロスの削減は重要な柱のひとつになっています。

図表　日本における食品ロスの年間総量（平成30年度）

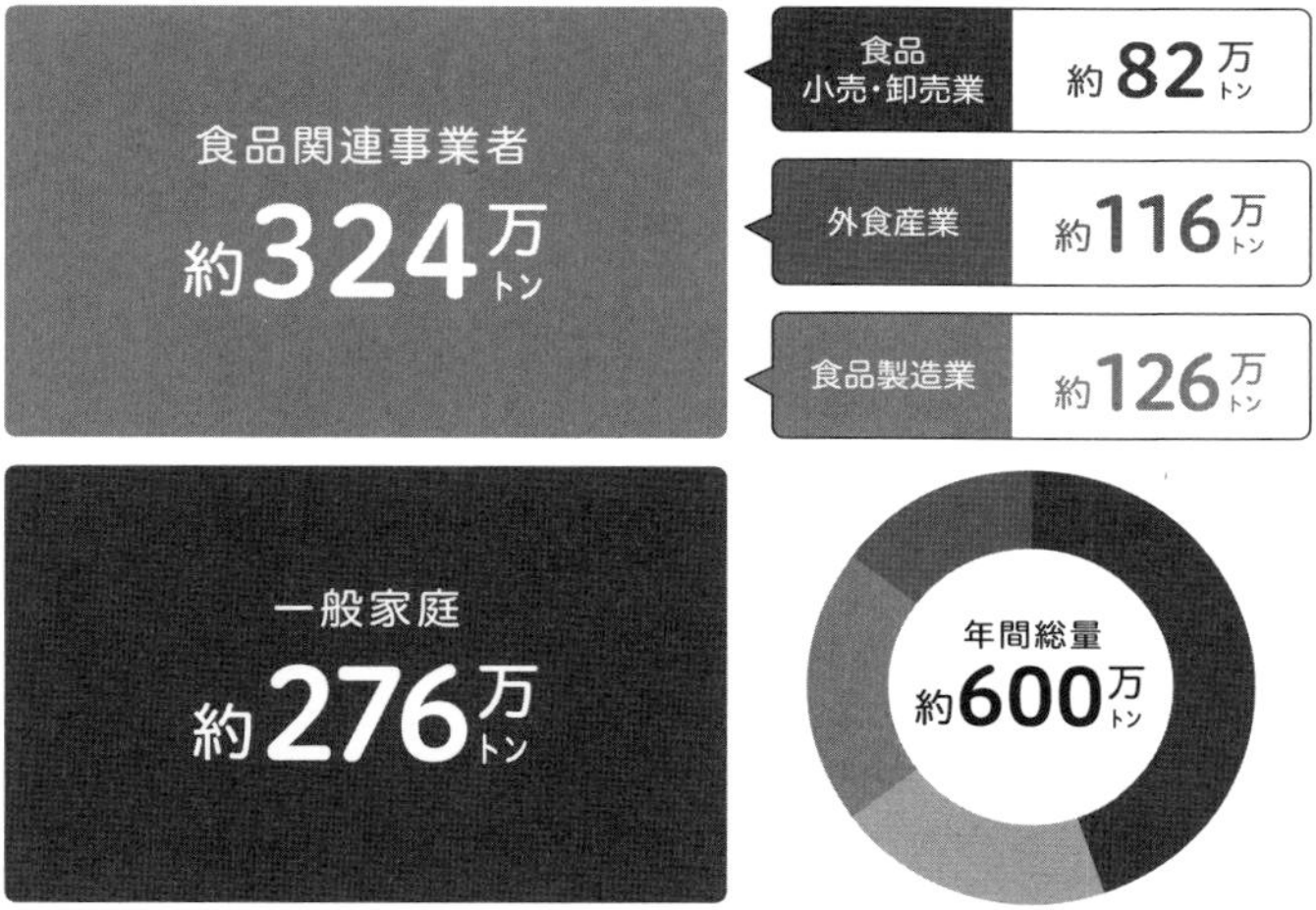

農林水産省「食品ロス及びリサイクルをめぐる情勢（令和3年5月時点版）」

「ＳＤＧｓ」とは、貧困や飢餓の解消、海や陸の豊かさを守る自然への配慮、プラスチックごみやポリ袋の削減など、17の分野で定められた国際的な目標のこと。

食品ロスもまたＳＤＧｓと密接に関係しており、２０１５年の国連サミットで採択された「持続可能な開発のための２０３０アジェンダ」において、食料の損失、廃棄の削減について目標設定されました。

第4章

実践編2

山下春幸シェフが考案した親子クッキングのレシピ

クッキング基本編

命の出汁

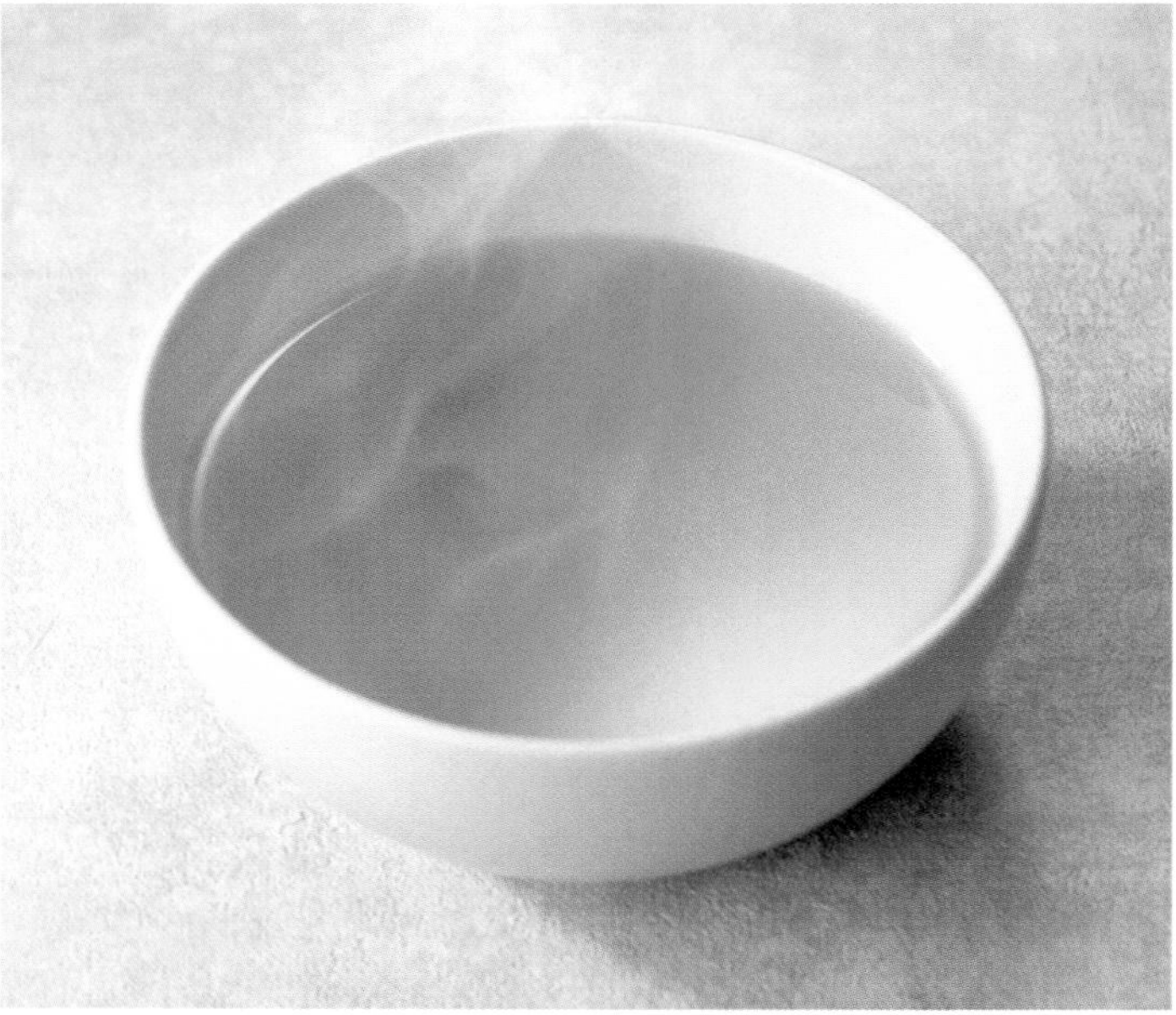

親子クッキングは、和食の基本となる「出汁」でスタート！
“本物”を味わうことで、子どもたちの味覚の基礎を
しっかり構築することができます。
基礎ができていれば、料理はグッと身近になります。

材 料

- 水 … 500g
- かつお節 … 12g
- 昆布 … 7g

作り方

1. 水と昆布を鍋に入れて沸騰直前の温度で5分ほどキープする
2. かつお節を一気に入れてアクをとり素早く漉す
3. 完成

私が「味覚の授業」で和食の基本中の基本として教えているのがこの「命の出汁」です。

かつお節でとった出汁の美味しさを1、昆布でとった出汁を1とします。これを合わせた「命の出汁」は、普通に考えれば1＋1＝2なんですが、実際は5になります。なぜかというと、かつおに含まれるイノシン酸と昆布に含まれるグルタミン酸、双方の旨味を掛け合わせることで相乗効果が生まれるからなんです。

最初に250gの水でかつお節の出汁をとって飲ませる。同様に250gの水でとった昆布出汁だけ飲ませる。次にカップの中で2つをミックスして飲ませる。これを親子クッキングでやってみてください。お子さんは1＋1＝5となることを感覚で理解しますから。次に塩をお子さんの舌の上に乗せて、ミックスしたかつお昆布出汁を飲ませてください。そうすると口の中で出汁に塩分が入り、旨味成分の輪郭がはっきり出てきて「命の出汁」の5の味が10に変化します。飲んだ瞬間にDNAレベルでおいしいと感じる、この“本物”の味を、ぜひ最初に体感させてあげてください。

入門編～卵料理

卵と牛乳の

スマイルスクランブルエッグ

難易度・やさしい

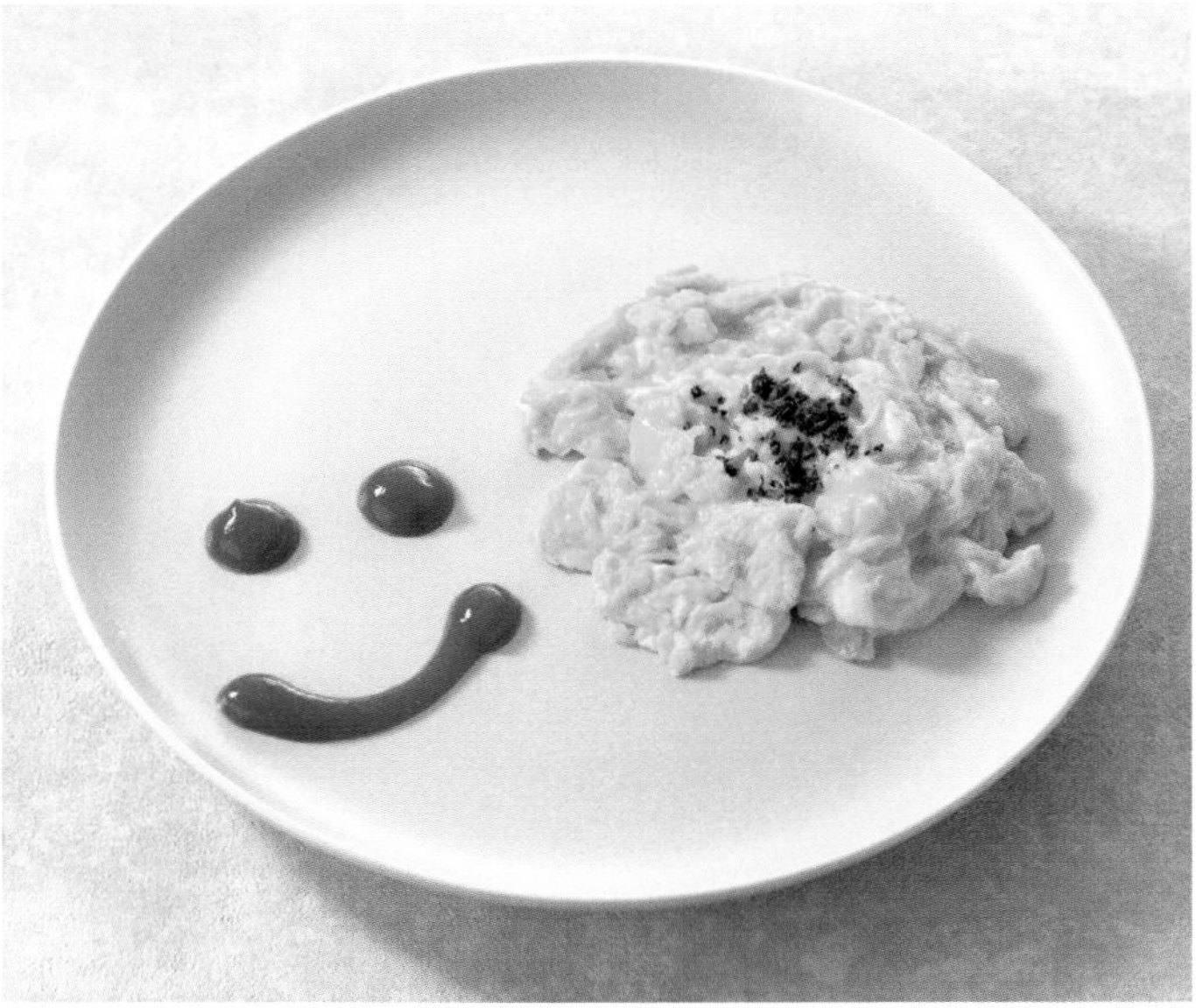

どこのご家庭にもある卵を使った超簡単スクランブルエッグは
小さなお子さんでも挑戦できます。
ケチャップでお皿に自由に絵を描くことで、
色のバランスを考えて配置する楽しさも味わえます。

材 料（2人分）

- オリーブオイル … 8g
- バター … 5g
- 有機トマトケチャップ … 適量

A
卵 … 2個（約180g）
牛乳 … 20g
天然塩 … 1g
ホワイトペッパー … 適量

作り方

1. Aをボウルに入れて混ぜる

Point
かき混ぜすぎると
硬くなるので、
ふわっと混ぜましょう

2. フライパンにオリーブオイルを8gひく
3. フライパンに1を入れ混ぜながら火を入れ、
最後にバターを加える
4. 卵に火が通ったらお皿にのせ、
ケチャップで好きな笑顔を描いて完成

Point
最初にバターを入れると
焦げてしまうので、
出来上がったところに
入れてくださいね

入門編～卵料理

みんな大好き

卵とベーコンのトーストサンドイッチ

難易度 ・ ふつう

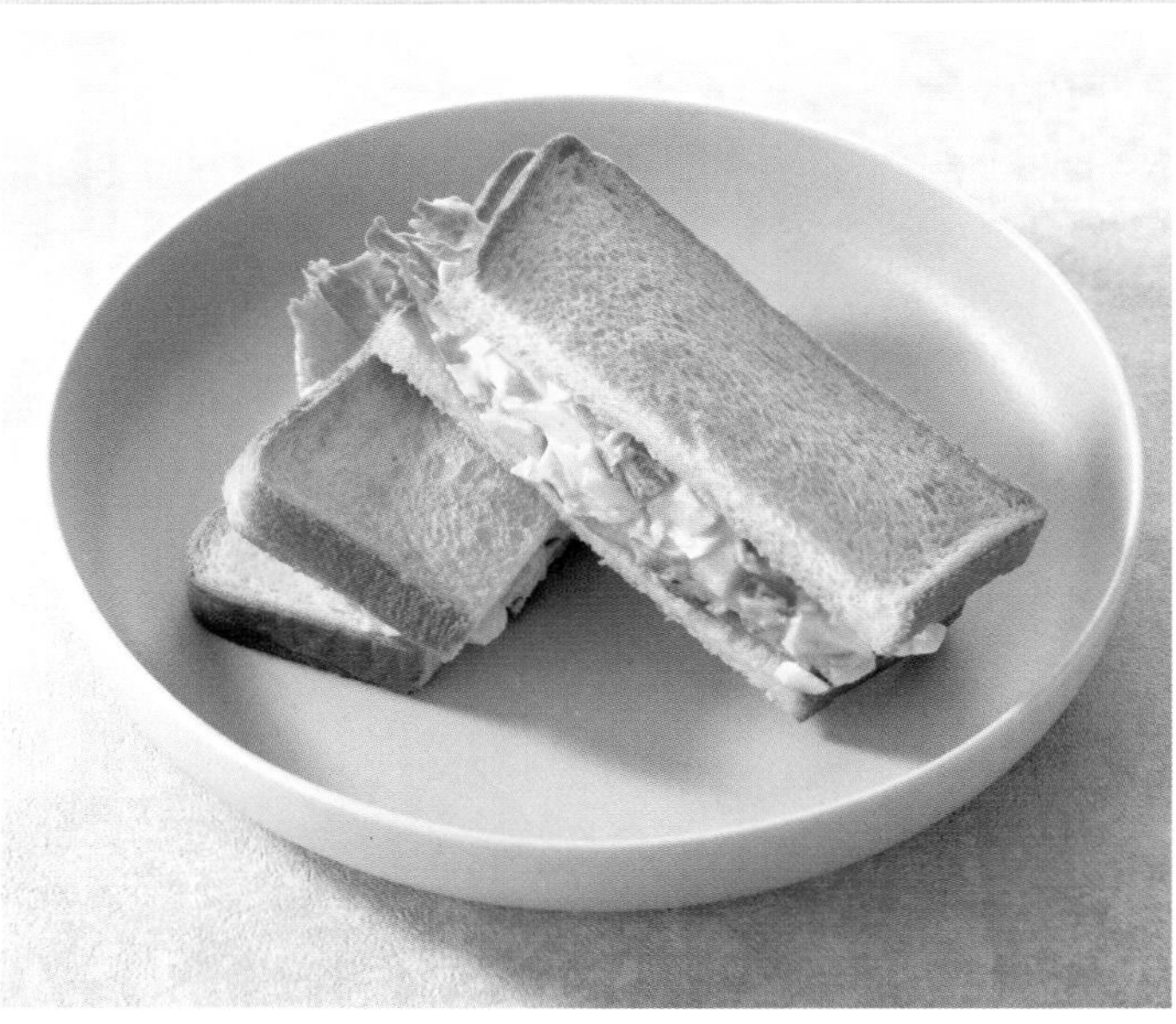

ゆで卵のサンドイッチにベーコンをプラス！
ベーコンの脂でいつものサンドイッチがグッと美味しくなります。
ゆで卵は小さなお子さんでも気軽に挑戦できます。
ゆで時間を変え、固まり具合を“実験”するのも楽しいですね。

材 料（2人分）

- 食パン8枚切り … 4枚
- オリーブオイル … 8g
- 薄切りベーコン … 30g
- ゆで卵 … 3個（約180g）
- マヨネーズ … 50g
- 塩 … 1g
- 黒胡椒 … 適量
- バター … 3g
- レタス … 適量

作り方

1. オーブントースターで食パンを焼く
2. フライパンにオリーブオイルをひき、ベーコンを炒める
3. ゆで卵を作り、黄身と白身に分ける
4. 黄身はスプーンの背などで潰し、白身は細かく刻む（荒くても◎）
5. ボウルに2と4、マヨネーズ、塩、黒胡椒を入れて混ぜる
6. 焼き上がった1の食パンにバターを塗り、レタスをのせ、その上に5をのせる
7. もう1枚の食パンでサンドして2等分に切り分ける
8. 完成

Point
黒胡椒は
小さいお子さんの
場合はなくてもOK

食材で季節を学ぶ～野菜料理

昔ながらの

かぼちゃの甘煮

難易度 ・ やさしい

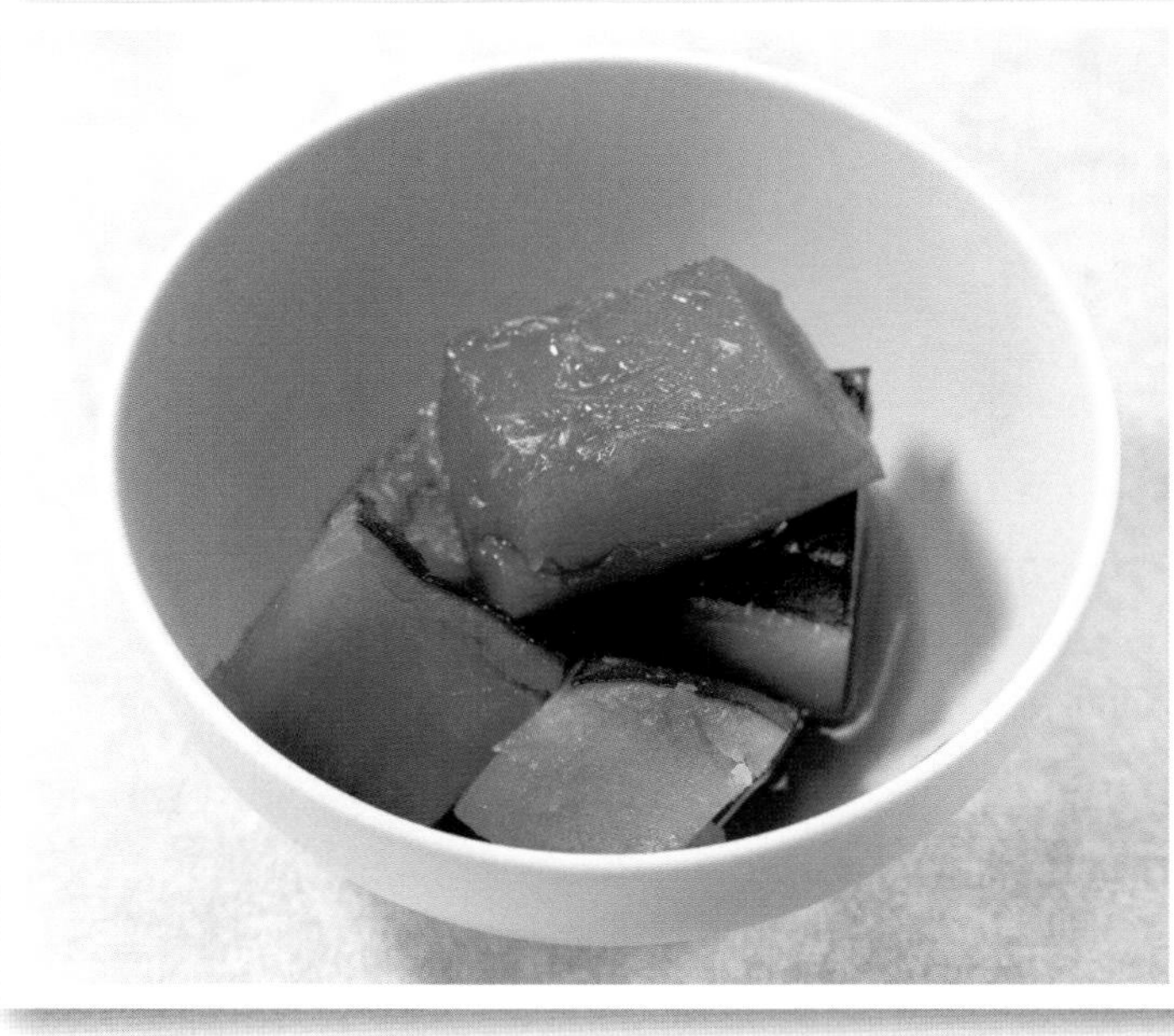

昔ながらのかぼちゃの煮物の簡単レシピです。
夏から秋にかけて収穫されるかぼちゃは、冬至を迎える頃に
もっとも美味しくなると言われています。
今度の冬至にぜひチャレンジしてみてください。

材 料（2人分）

- かぼちゃ … 200g

A
出汁 … 150g
本みりん … 50g
酒 … 30g
薄口醤油 … 20g
三温糖 … 20g

作り方

Point
かぼちゃは硬いので
大人が切りましょう

1 かぼちゃを小さめに切る
2 Aを合わせ、鍋に入れる
3 落とし蓋をして中弱火で火にかける（約15分）
4 火を止めて味をなじませる
5 完成

Point
味が染み込むのは
温度が下がるとき！

食材で季節を学ぶ～野菜料理

コトコト煮込んだ

牛肉と新じゃがの煮物

難易度・ふつう

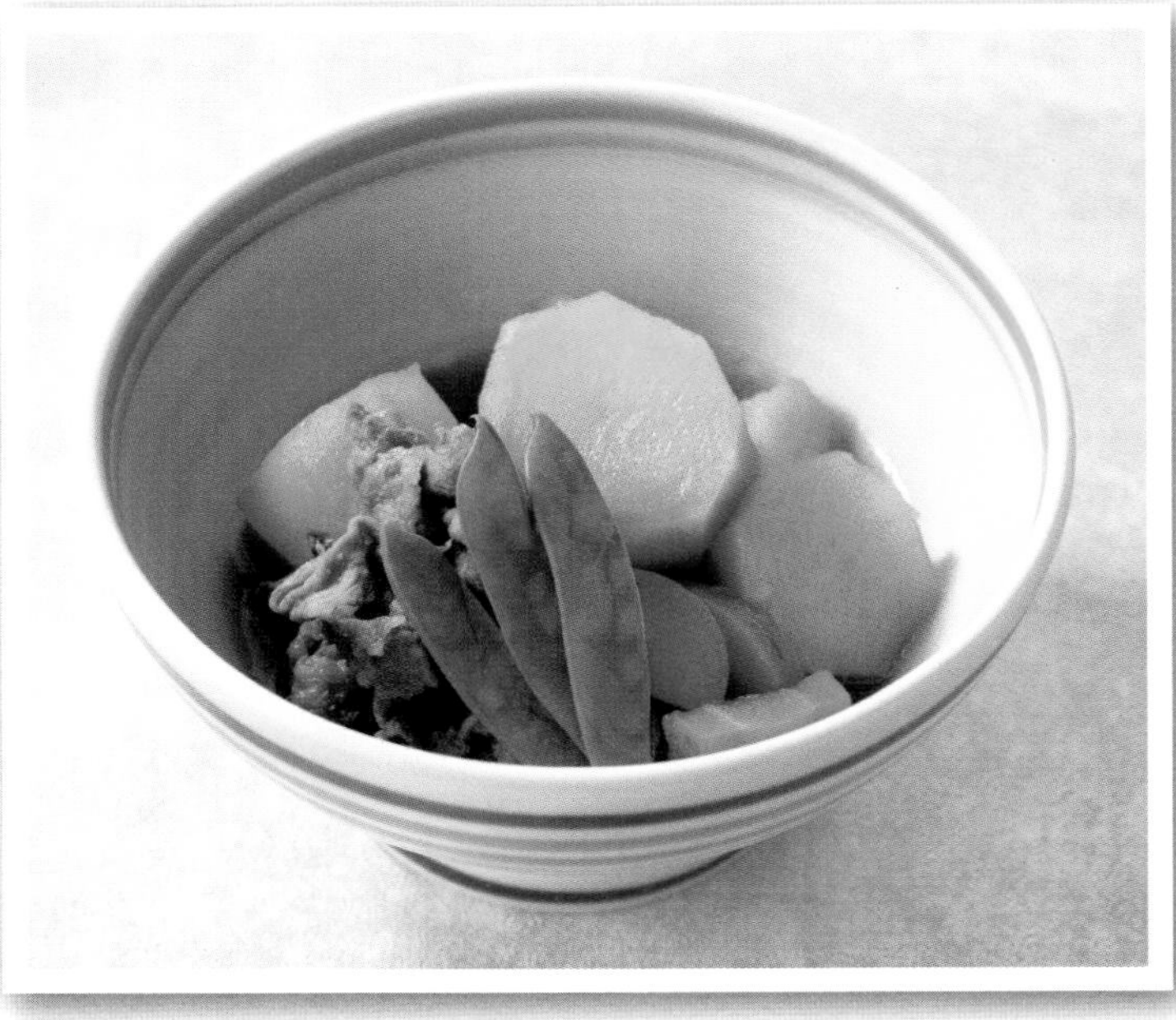

春先から収穫が始まる新じゃがを使った煮物です。
１年中店頭に並び、旬がわかりにくいじゃがいもですが、
小ぶりでやわらかく、特有の甘みがある新じゃがは
春の到来を感じさせてくれます。

材 料（2人分）

- じゃがいも … 350g
- にんじん … 50g
- 絹さや … 適量
- 牛肉薄切り … 100g
- サラダ油 … 10g

A
- 出汁 … 150g
- 濃口醤油 … 30g
- 酒 … 30g
- 三温糖 … 30g

作り方

1. じゃがいもはよく洗い、皮を剥いて大きめに切る

Point にんじんは皮を剥かなくてOK！

2. にんじんは皮を剥かず小さく乱切りにする

Point にんじんは硬いので、小さく切りましょう。じゃがいもと同じ大きさだと、にんじんが炊けたときにはじゃがいもが煮崩れてしまいます。

3. 鍋にサラダ油を10gひき、牛肉を炒める
4. じゃがいもとにんじんとAを鍋に入れて中火にかけ蓋をする（約10分）
5. 絹さやを4に入れて２分程度煮る
6. 完成

伝統食で文化にふれる

キッズちらし寿司

難易度 ・ やさしい

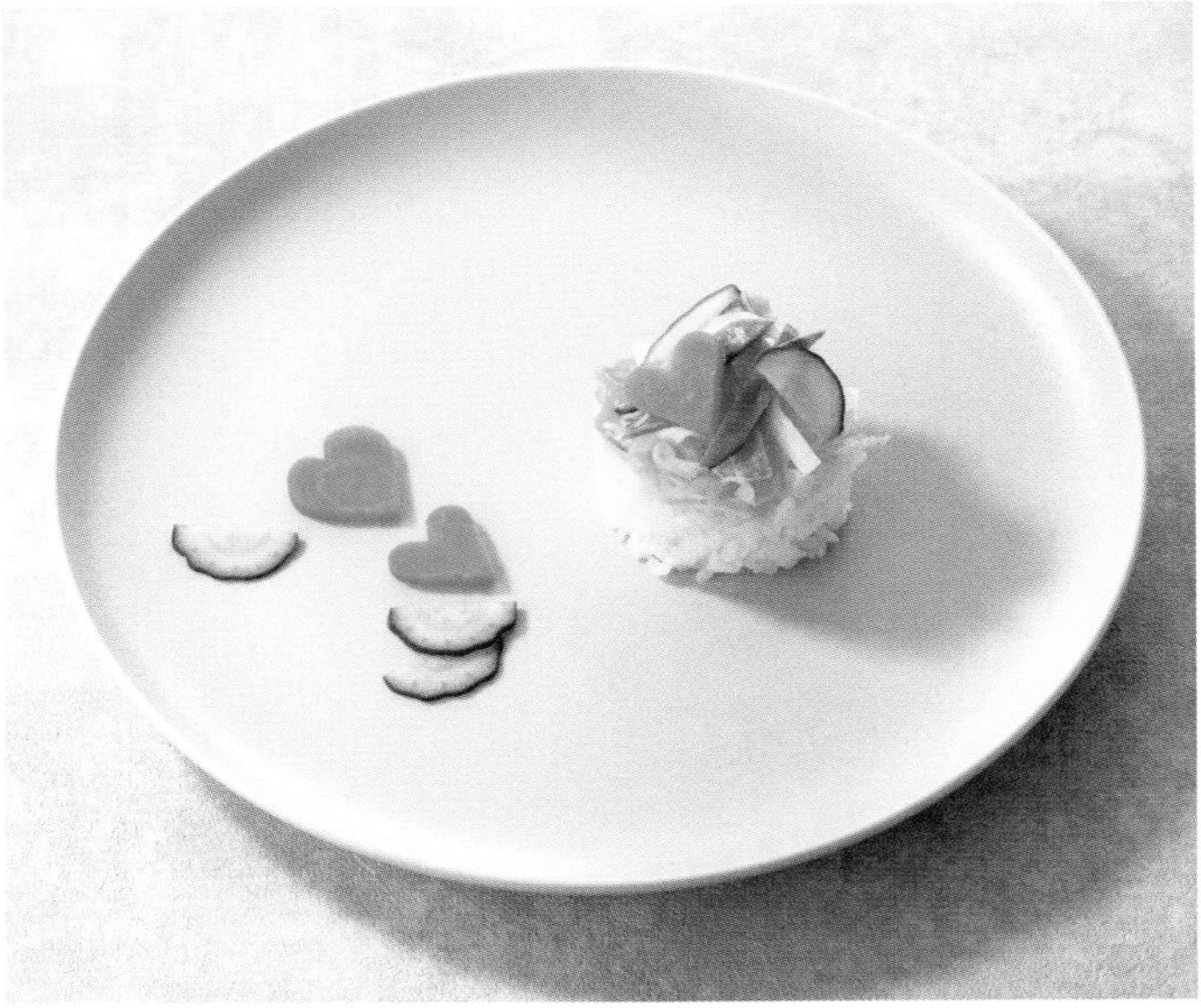

ひな祭りの食卓を華やかに彩るちらし寿司。
いろいろ応用が効く＜基本のすし酢＞をマスターすれば、
いつものちらし寿司がプロの味に！
最後の飾りつけもお子さんの創造力を刺激します。

材 料（2人分）

〈 基本のすし酢 〉

米酢 … 120g
海塩 … 20g
三温糖 … 200g
昆布 … 8g

● 酢飯

米 … 250g
すし酢 … 12g

● 錦糸玉子

卵 … 1個
みりん … 10g

● ちらし寿司の具

カニカマ … 2本
きゅうり … 適量
にんじん … 適量
絹さや … 適量

作り方

1. ごはんに基本のすし酢を合わせ、酢飯を作る
2. 卵1個にみりんを加えて混ぜ、フライパンに油をひいて薄く焼き、錦糸玉子をつくる
3. にんじんはハート型に抜く
4. 煮立てた出汁でにんじんを柔らかくなるまで茹で、仕上げ用の絹さやもさっと出汁で茹でる
5. 酢飯をセルクルを使って円形に盛り付ける
6. 錦糸玉子やちらし寿司の具を、キャンバスに絵を描くようにお皿に彩りよく飾る
7. 完成

Point
錦糸玉子は、片栗粉を少し入れると破れにくくなります

Point
セルクルに酢飯をギュッと詰めるのも、具を好きなように飾るのも、どんどん手を使ってトライ！

伝統食で文化にふれる

白味噌雑煮

難易度 • むずかしい

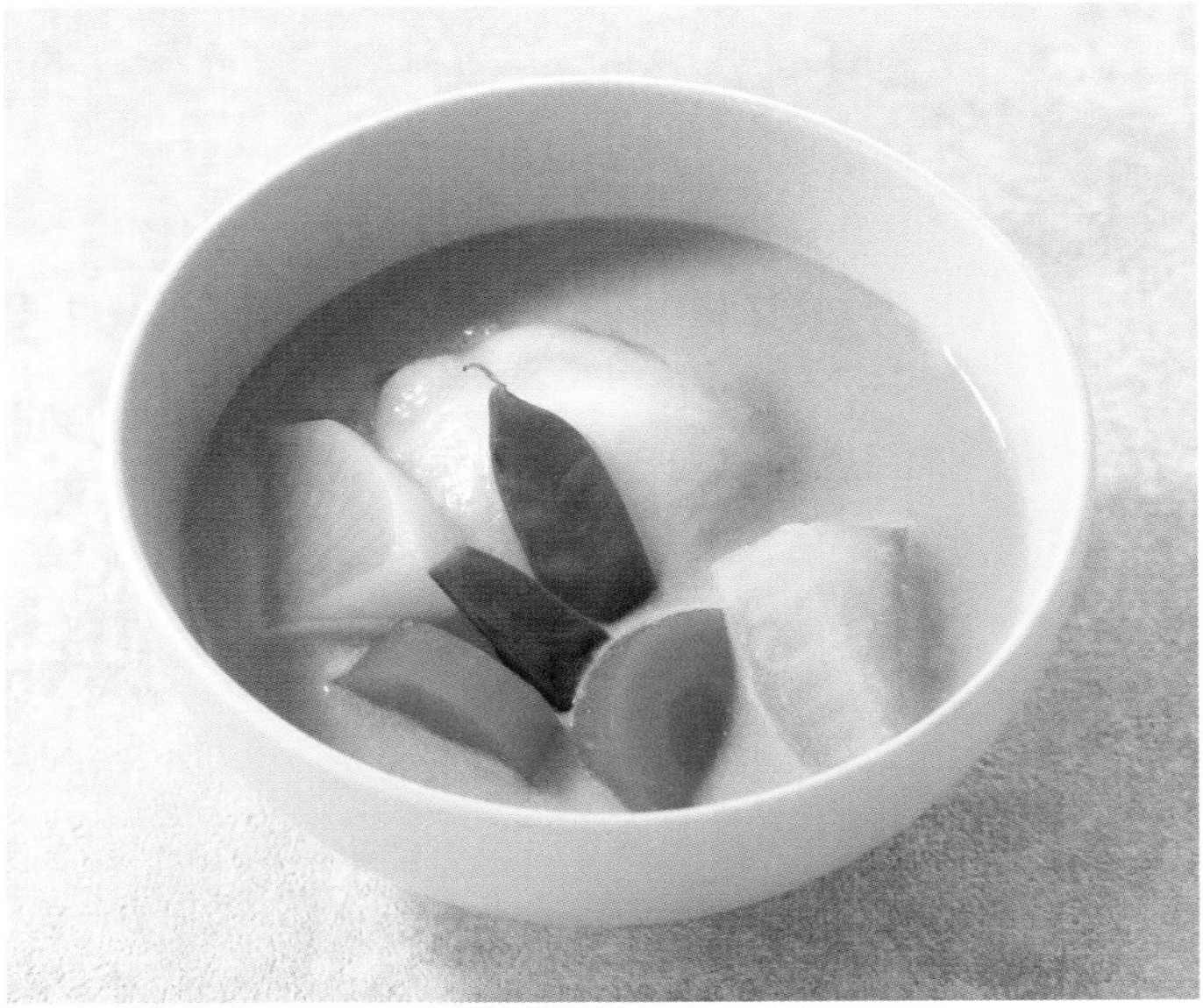

白味噌ベースに丸餅の関西風雑煮に挑戦！
お正月に餅を食べる日本の文化や、
ベースは白味噌or醤油などの地方色、
紅白の根菜を入れる具材の意味など、学びの多いレシピです。

材 料（2人分）

- 出汁 … 500g
- 鶏むね肉 … 80g
- 丸餅 … 2個
- 白味噌 … 80g
- 薄口醤油 … 5g
- 絹さや … 適量
- 柚子 … 適量
- 下茹で用
  水 … 1ℓ
  塩 … 4g
  大根 … 100g
  にんじん … 60g

作り方

1. 大根とにんじんはいちょう切りにする
2. 水と塩を鍋に入れて沸かし、大根とにんじんを下茹でする
3. 竹串が通るまで下茹でしたら、茹で汁は捨てる
4. 鶏むね肉を小さく切る
5. 別の鍋に出汁と4を入れて少し煮てから、丸餅を入れる
6. 鶏肉と餅に火が通ったら2を入れ白味噌と薄口醤油を加える

Point 味噌は絶対に煮立たせないで！
香りがとんでしまいます

7. 最後に絹さやを入れて2分ほど煮る
8. 盛りつけの際、香り付けに柚子をひとかけ
9. 完成

指先の感覚を養う

クラシックハンバーグ

難易度 • むずかしい

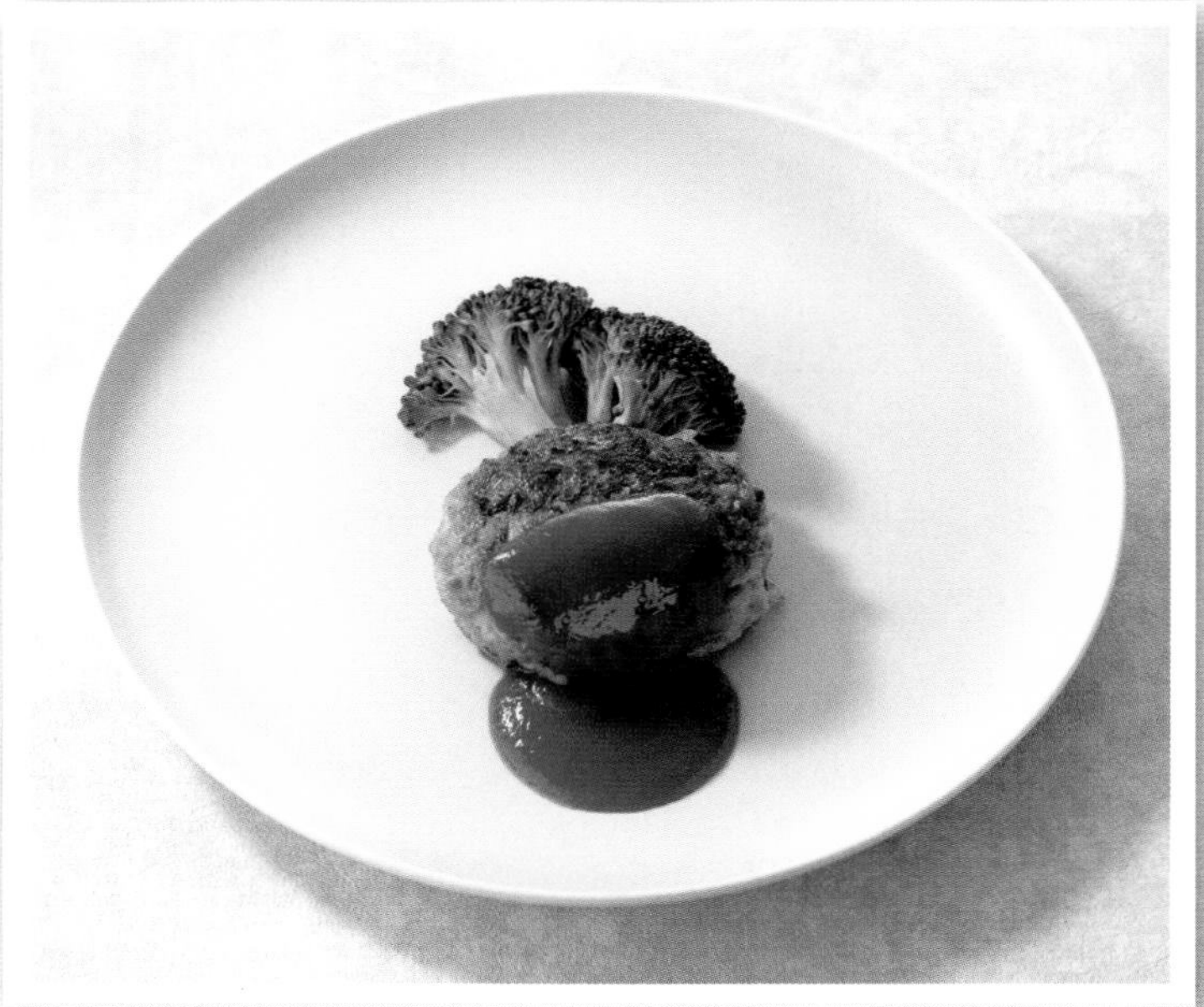

肉を思い切りこねたり、丸めたり——。
指先を使う料理は五感を養うのにぴったりです。
ハンバーグのなかにもソースにもケチャップを入れて、
子どもが大好きな甘みをプラス！

材 料（2人分）

- 牛豚合い挽き肉 … 200g
- 玉ねぎ … 150g
- 卵 … 1個（60g）
- パン粉 … 15g
- トマトケチャップ … 10g
- 濃口醤油 … 5g
- 三温糖 … 5g
- 胡椒 … 適量

A
- 水 … 30g
- トマトケチャップ … 50g
- バター … 15g
- みりん … 15g

作り方

1. 具材をすべてボウルに入れてよく混ぜる
2. 1個120g程の大きさの
ハンバーグを作る
3. フライパンにサラダ油をひき、
ハンバーグを並べ、蓋をして焼く
4. 途中で一度ひっくり返し、
ハンバーグが焼き上がったら取り出す
5. そのフライパンにAを入れて
煮詰めてソースを作る
6. お皿に盛りつけ、お好みの野菜を
添えて、完成

Point
蓋をして焼くことで、
素材の水分が蒸発して
スチーム状態となり、
ふっくら仕上がります

Point
ソースを作るだけで
グッとプロの味に！

指先の感覚を養う

神戸風 焼きギョーザ

難易度 ・ ふつう

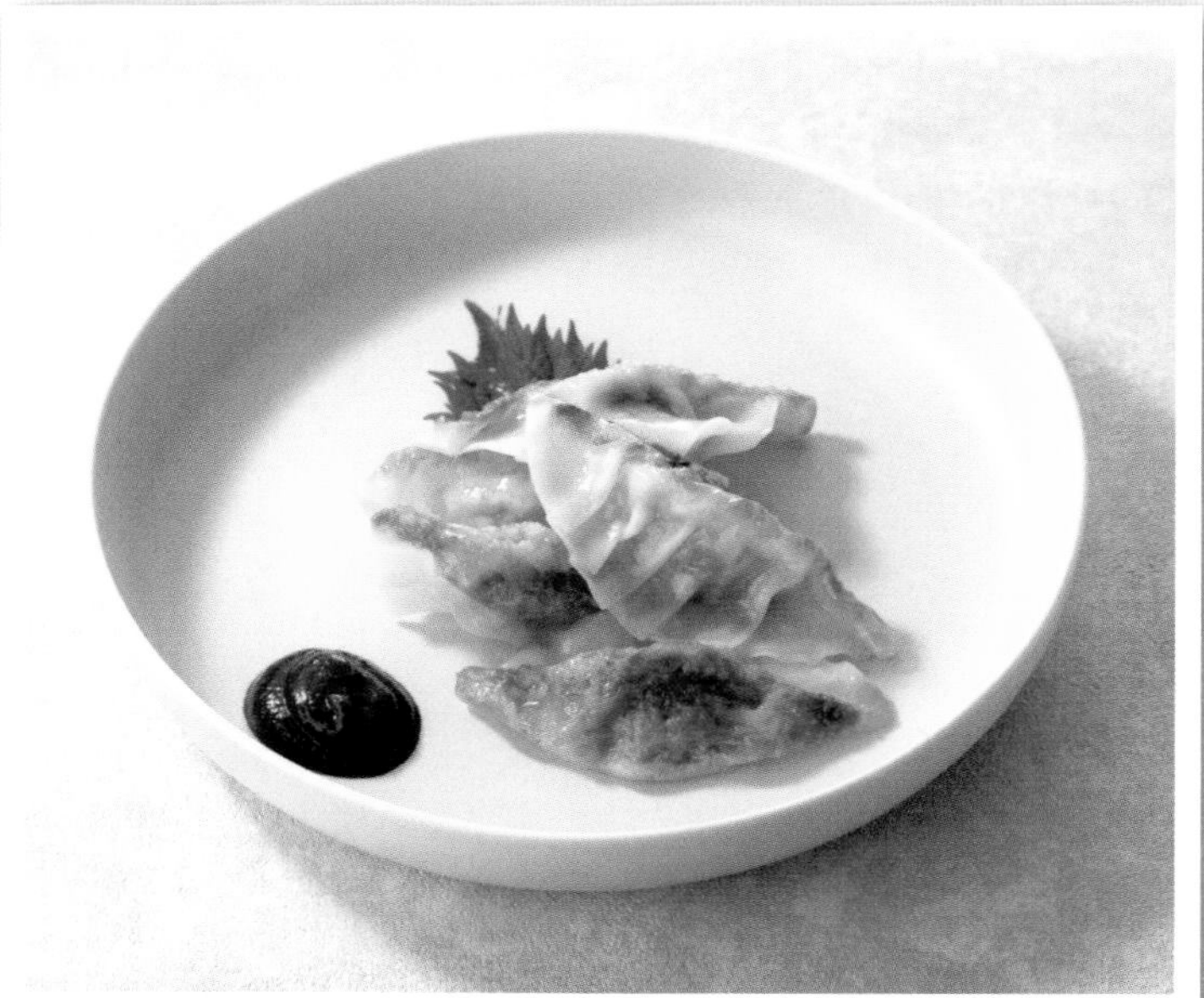

具をこねたり、皮で包んだりする餃子も
指先の感覚を養うのに最適です。
野菜たっぷりの餃子と神戸風のつけ味噌ダレは
ほんのり甘くて、お子さんも大好きな味に！

材 料（2人分）

- キャベツ … 200g
- ニラ … 1束（100g）
- 塩 … 8g
- 胡麻油 … 5g
- 餃子の皿

A
豚挽き肉 … 50g
しょうが（すりおろし）… 5g
片栗粉 … 5g
濃口醤油 … 3g
胡椒 … 適量

- つけ味噌ダレ

赤味噌 … 30g　水 … 40g　三温糖 … 15g

作り方

1. キャベツとニラをみじん切りにして塩8gを揉み込み15分置く
2. ❶の野菜の水をしっかり絞る（おおよそ約150g程度になります）
3. ❷とAをよく混ぜる
4. ❸を10gほど取り餃子の皮で包んでいく
5. フライパンにサラダ油をひいて餃子を並べたら火をつけ、すぐに水50ccを入れて蓋をして蒸し焼きにする
6. 焼き上がったら、仕上げにフライパンに胡麻油をまわしかける
7. つけ味噌ダレは材料を合わせよく混ぜる
8. 完成

Point　タネをたくさん入れると割れてしまうので注意

Point　餃子をうまく焼くコツは最初に蒸すこと。最後に蓋を開けて水分を飛ばし、胡麻油で焼き目をつけます

メイン料理に挑戦

パリパリジューシー鶏唐揚げ

難易度 • むずかしい

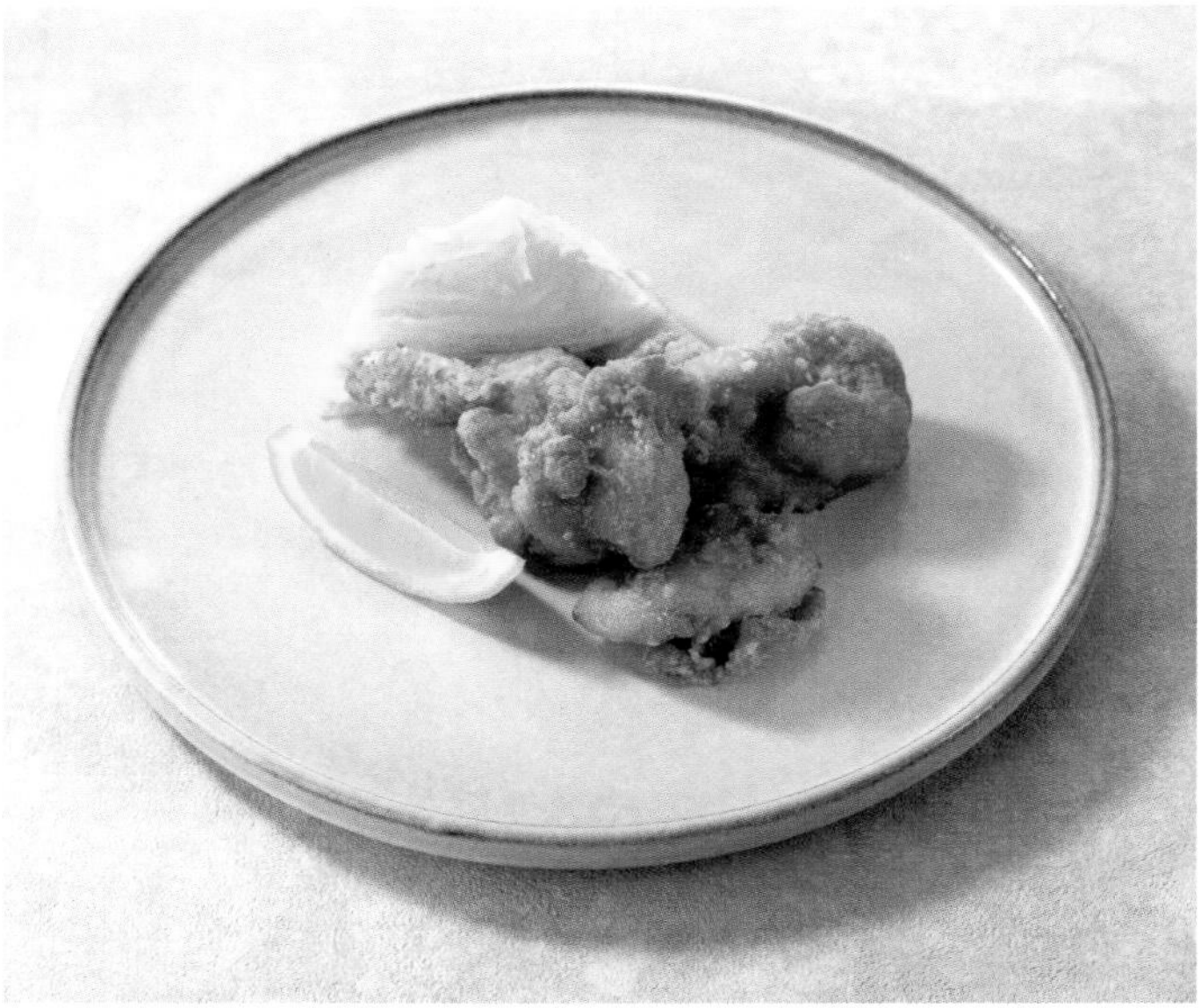

みんな大好き唐揚げを作ってみましょう。
酒と玉ねぎの酵素でしっとり柔らかくなった鶏肉と
カリカリの衣の組み合わせが絶品な唐揚げは、
家族の誕生日や母の日などハレの日にぴったりです。

材 料（2人分）

- 鶏もも肉 … 250g
- 片栗粉 … 100g
- 揚げ油 … 適量
- キャベツ … 適量
- カットレモン … 適量

- 漬け汁
  - 日本酒 … 35g
  - 玉ねぎ（すりおろし、または薄切）… 20g
  - 濃口醤油 … 20g
  - しょうが（すりおろし）… 20g
  - にんにく（すりおろし）… 5g
  - 海塩 … 1g
  - 胡椒 … 適量

作り方

1. 漬け汁をすべて合わせておく
2. 鶏もも肉を適当な大きさにカットして漬け汁に30分以上漬ける
3. 鶏もも肉を取り出し、片栗粉を満遍なくつけ10分なじませる

Point 10分経つと片栗粉が糊化して透明になります。これで衣が完成です。糊化する前に揚げてしまうと、おいしい衣が剥がれてしまいます。

4. 180度の油で揚げる

Point 肉から出てくる泡が大きくなり、上部1／3くらいが外に出たら揚がったサインです。油の中で8割、余熱で2割火を通す感覚で。揚げすぎ注意です

5. 生キャベツ、レモンを添えて完成

メイン料理に挑戦

挽き肉と玉ねぎの

カレーライス（キッズカレー）

難易度 ・ むずかしい

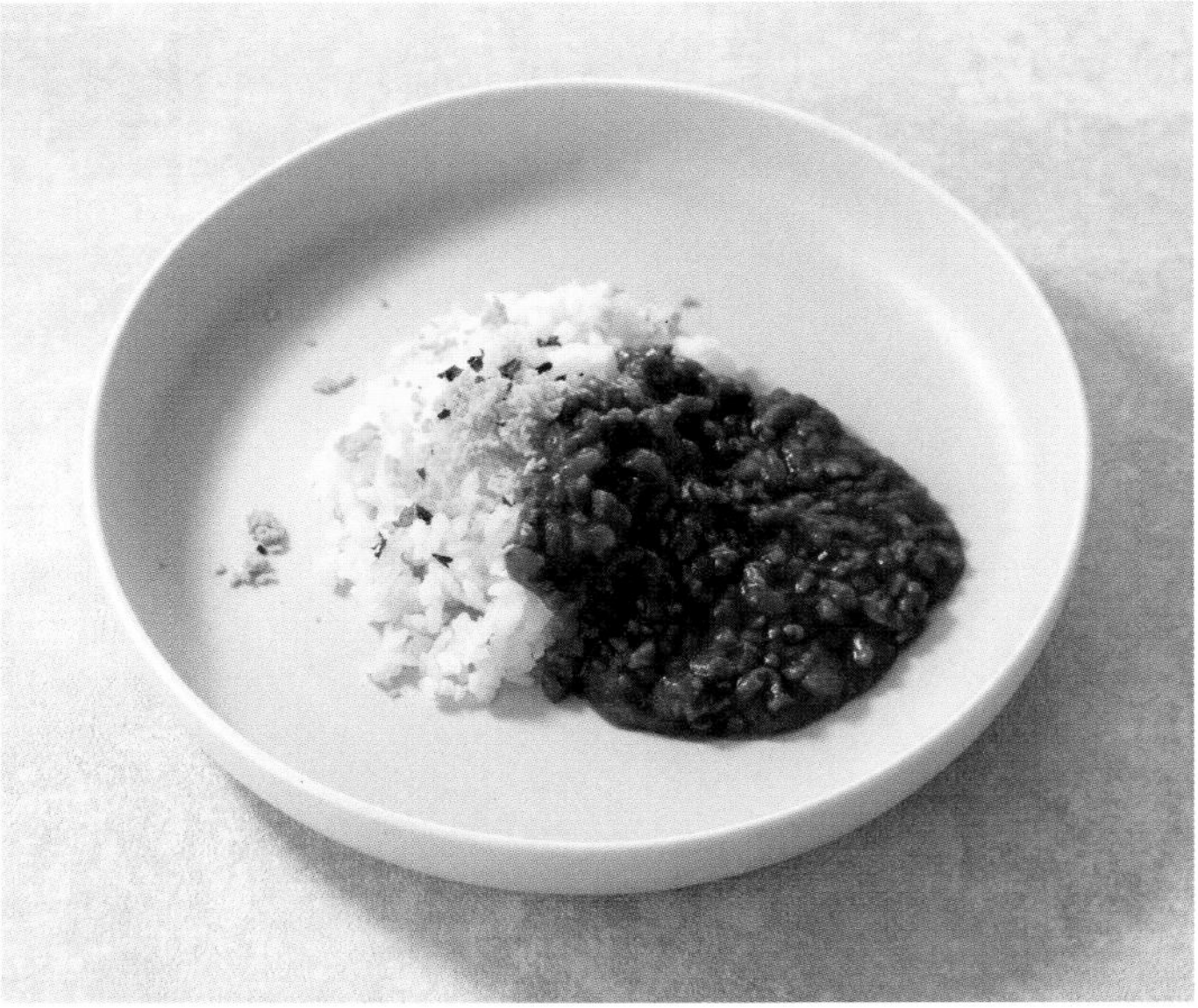

いつものカレーも、一緒に作れば
ハレの日にぴったりのごちそうに！
すりおろしたりんごで、キーマカレー独特の
ざらっとした食感を出しています。

材 料（2人分）

- 牛挽き肉 … 200g
- 玉ねぎ … 400g
- しょうが（すりおろし）… 5g
- りんご（すりおろし）… 1個（250g）
- トマト … 1個（200g）
- にんじん … 80g
- カレールー
  … 市販のルー半分
- はちみつ … 15g
- 濃口醤油 … 10g
- ゆで卵の黄身
- パセリ

作り方

1. 玉ねぎをみじん切りにする
2. しょうがを皮ごとすりおろす
3. 鍋に油を引かずに牛挽き肉を炒める
4. 鍋に1と2を加えて炒める
5. すりおろしたりんご、粗みじん切りにしたトマトとにんじんを入れて、更に炒める
6. カレールーを加える
7. 水を500g加えて10分ほど中火で煮込む
8. はちみつと濃口醤油を加え、さらに10分ほど煮込む
9. ごはんをお皿に盛ってカレーをかけ、スプーンの裏で潰したゆで卵の黄身とパセリを上から散らしたら完成

Point
挽き肉はパチパチと焚き火の音がするまでじっくり炒めます。ここでじっくり炒めると肉の臭みが出ません。

Column・4

Q 受験の日の朝は、何を食べさせるのが良いですか？

回答者・山下春幸

受験の日に「ゲン担ぎで〝かつ丼〟を食べる」なんて話もありますが、実際のところ、かつ丼は胃に負担がかかりますし、消化に時間もかかってしまいます。さらに、かつ丼は糖質を多く含むため、食べると血糖値が一気に上昇し、インスリン（血糖を低下させる働きのあるホルモン）の分泌が追いつかなくなります。そうした〝過血糖〟の状態が続くと、ブドウ糖が脳に行き渡らず、ぼーっとしたり、眠くなったりする場合もある。受験の日にそれだと困りますよね。

私だったら、人肌よりも少し温かいおかゆに、美味しい梅干しをつけた朝食にすると思います。消化にパワーをかけず、必要な糖質をきちんと摂るためにも、胃に優しいおかゆがいいのではないでしょうか。それに、疲労回復に効果的なクエン酸を含む、梅干しをつける。おかゆの量も腹八分目ぐらいに抑えます。

とはいえ、それを食べたからといって、東大に入れるかというのはまた別の話です（笑）。

第5章

入江 のぶこ 山下 春幸

TALK SESSION 2

食を通して子どもたちに伝えたいこと

食品ロスにSDGs。食卓で学べることはたくさんある

――未来を生きる子どもたちに、親がいま〝食〟を通して伝えるべきことは何だと思いますか？

入江 いまの日本に住む私たちは、安全でキレイな水を飲むことができるし、お肉や野菜も安心して食べられる環境にいる。けれど、世界全体を見渡すと、それは決して〝普通のこと〟ではないということを知ってほしいですね。

「あなたと同じくらいの年齢の子が、泥水を飲んで命を落としている。食べ物を何日も口にできずに亡くなる子だってたくさんいるんだよ」と、お子さんにこの世の中の現実を伝えていただきたいです。

山下 国連WFPによると、地球全体としては11人にひとりが十分な食料を得られ

ない状態で生活していると言われています。さらに、新型コロナウイルス感染症のパンデミックによって、その状況は加速しています。そんななかで、食べられる環境にいることを当たり前だと思わず、感謝の気持ちを忘れずにいてほしいですよね。

入江　本当にそうですね。食べるもの、住むところ、着るものが与えられているのは、世界的に見ると本当に恵まれていることで、「だから、このお野菜ひとつだって、無駄がないように残さず食べて、作ってくれた人たちに感謝しようね」といった話を、食卓でできたらよいなと思います。

山下　例えば目の前に牛肉がある。この肉のために、1頭の牛が食料として育てられている。その牛にどれだけの餌（穀物）が必要なのか。餌となる穀物を作る人や、牛を飼育する人をはじめとして、スーパーに「牛肉」として陳列されるまでに、どのぐらいの人の手がかかっているか。「それをいま、僕らは食べているんだよ」といったことも食卓で学べます。

入江　食を通して学ぶことはいくらでもありますね。「なぜゴミを減らさなくてはいけないのか」とか、日常生活のなかでそういったことを話題にしたり。親御さんも一緒に学ぶつもりで、いまの世の中に起こっていること——食品ロスの削減を含むSDGsの取り組みなども絡めて、親子で話し合う場になるとよいですよね。

山下 とはいえ、突然「食品ロス」とか「SDGs」といった言葉が出てきても、当然「?」となると思いますから（笑）、小さいお子さんにもわかることから始める。「このにんじんは、どこからきたと思う?」「スーパー!」「じゃあ、その前は?」と聞いてみる。「わかんない!」となったら、「スーパーの前は〝市場〟っていう、お野菜がたくさん集まるところにいて、市場ににんじんを持って行くのは、にんじんを作った人なんだよ。にんじんを作る人のために、にんじんの種を作って売る人がいて……」と、どんどん辿っていくだけでも、大きな学びになるんですよね。

「じゃあ、このお魚はどこからきたと思う?」「スーパー!」「その前は?」「水族館!」。実際、最近の子どもは水族館の魚がパックになってスーパーに陳列されていると思っているんです（笑）。だから「魚は海や川にいるんだよ」と、教えてあげる必要がある。

本当に、いろんなことが食卓で学べるんです。子どもから出た質問がわからなければば、「それはお母さんにもわからないから、調べてみようか」とインターネットで調べたり、図書館に行ってみるのもいいでしょう。忙しくてそこまで時間がない日がほとんどだと思いますが、時間がとれるときは、食卓で学ぶ時間をとっていただきたい。得るものが多いですし、子どもの未来もより豊かになるんじゃないかと思います。

入江 コロナが落ち着いたら〝お出かけイベント〟として、食のルーツを探しに行くのもいいですよね。水族館ではなく釣り堀に行ってみたり、いちご狩りや乳しぼりも楽しそう。食をテーマにしたお出かけイベントを、家族で計画してみてはいかがでしょうか。

自分で自分の食べるものをマネジメントできる能力というのは、自立した大人にとって重要な要素だと思います。そういった能力を身につけるためにも、小さい頃から食材のことを知って、自分の身体に良いものを、自分で選んで食べられる〝生き抜く力を持つ子ども〟になってほしいです。

食べ物への感謝の気持ちを持ってほしい

――山下シェフが顧問を務める国連WFPは2020年にノーベル平和賞を受賞しました。具体的には、どんな活動をしている団体なのでしょうか？

山下　「飢餓のない世界」を目指して活動する国連の食料支援機関として、毎年約80か国1億人に支援を行っています。紛争や自然災害などの緊急時に真っ先に駆けつけ、飛行機からパラシュートで食料をダーッと落とす映像をご覧になったことがあると思いますが、ああいったことを行うのがWFPの役割です。

加えて、平時には途上国の地域社会と協力して、栄養状態の改善と強い社会づくりに取り組んでいます。例えば「学校給食プログラム」ですね。WFPは学校給食の提供者として50年にわたって活動してきた、世界最大の人道支援組織なんです。

――「学校給食プログラム」が強い社会づくりにつながるということですか？

山下 その通りです。学校の給食を整備することで、貧しくて食べられない子どもたちも、「学校に行けば給食があるから」とどんどん学校に来るようになります。なかには「家にお腹を空かせている弟や妹がいるから」と、配ったパンを食べずに持って帰る子もいる。住民台帳がない途上国では、そういった子どもの行動をＷＦＰがチェックし「この子の家には、もっと小さい子どもがいるんだな」と把握することで、食料を届けたり、学校に通わせることができるんです。

学校にさえ来れば、教育によって子どもたちの学力を上げることができます。つまり、ＷＦＰの目的は「食料を使って、学力を上げる」ことであって、それがいずれは子どもたちの自立へとつながる、という考え方なんです。人身売買などで社会に搾取される子どもたちをなくしたい。自分で人生を選べるように、子どもに学力をつけて社会に送り出す。そういった活動は、長期的にみると、その国全体の底上げにもなりますから。

入江 私もエジプトで暮らしていたとき、貧困地域にＷＦＰの方たちが来られているのをよく見ました。日本にいるとわかりませんが、本当に貧富の差が激しくて……

すごいお金持ちが暮らしているすぐ近くで、多くの子どもたちがボロボロの洋服を着て、裸足で歩いていて、今日食べるものもないといった生活を強いられているんです。

山下 有事の際は世界中から支援が受けられますが、平時でも街の路地裏で子どもたちが餓死していますからね。日本でも少子高齢化が進むなか、生活困窮者は今後どんどん増えていくだろうと言われています。コロナ禍で失業者も増えていますから、途上国のことをひとごととは思えなくなってきていますよね。だからこそ子どもたちには、不自由なく食事にありつけることが〝当たり前ではない〟と知って、食べ物を大切にしてほしいんです。

入江 一方で、日本では食べられるにもかかわらず、廃棄されている食品が年間600万トンあります。これは1日につき10トントラック1700台分の食料を捨てていることになります。そのうち、家庭から発生するのは約半分の276万トンもあるのが現状です。

東京都も「東京食品ロス0（ゼロ）アクション」として方針を掲げ、家庭でも実践できる食品ロス削減活動を提案しています。買いすぎや作りすぎ、食べ残しからくる食品廃棄を防ごうというものですが、まずはなによりも「食べ物に感謝して、残さず食べてください」と言いたいです。

山下　僕なんか、食べ物を少しでも残したら、おじいちゃんに「残すな！」って叩かれていましたよ（笑）。「食品ロス」なんて言葉もない時代ですが、そんなことは当然だったんです。

デジタル化が進み、イノベーションが生まれるのは人類にとって大いに喜ばしいことだと思いますが、一方で、食の世界だけは「古き良き日本」みたいなところに少し逆戻りしてもいいんじゃないかと僕は思っているんです。

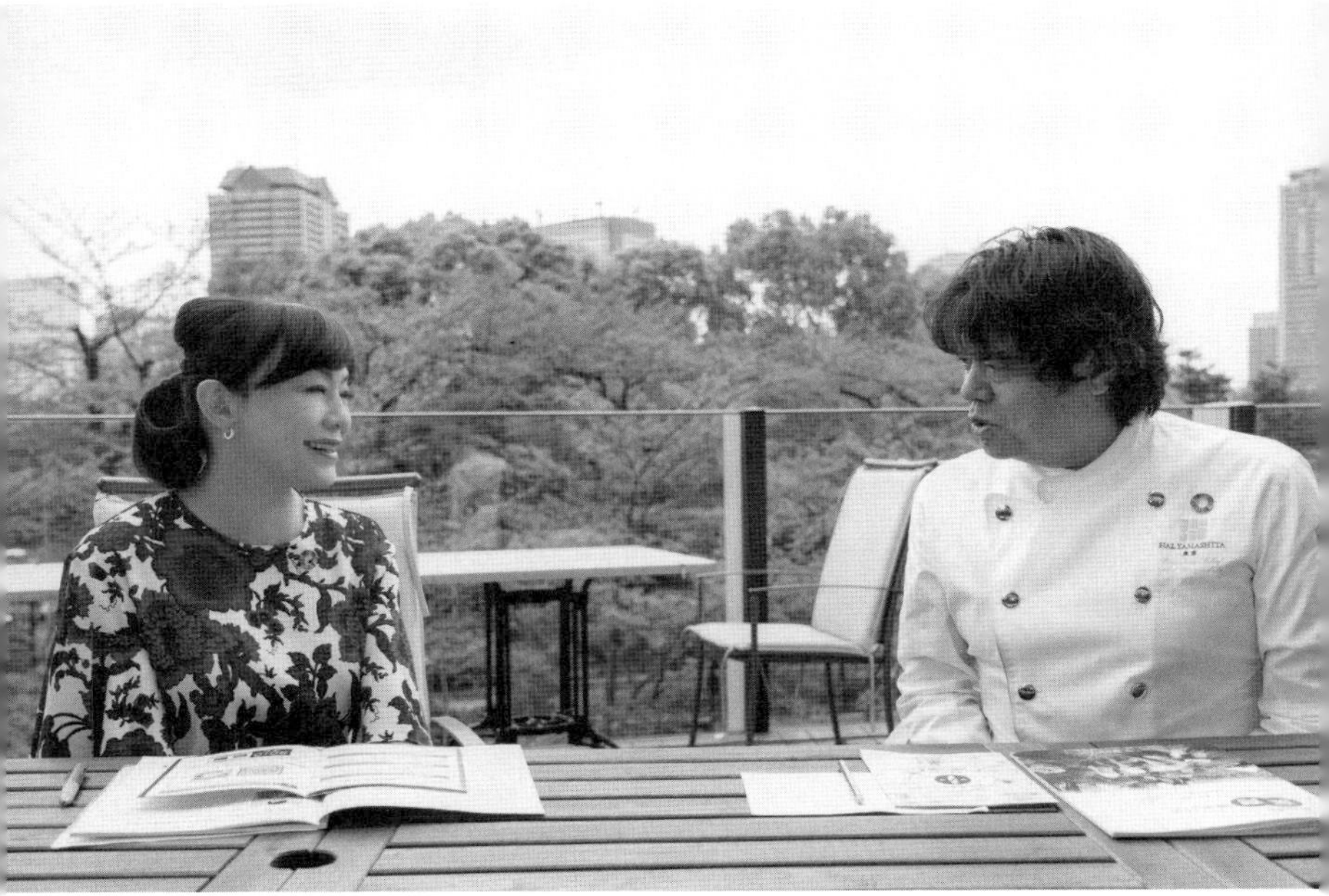

おわりに

今回は、このような素晴らしい本の出版にお声がけ頂きましたこと、心より嬉しく思っております。

かねてより、私は日本の食文化の崩壊、食をとりまくシーンにある意味で警笛を鳴らしておりました。時代の流れとともに、便利に、そして気軽になる「食」に私自身も大いなる利便性を感じながらも、同時に強い危機感を感じずにはいられませんでした。日本の食を子供たちの未来へつなげたい、と想いばかり馳せていたところに出版という好機をいただいたことに大変感謝しております。

加速するグローバリゼーションの中で、「食」は唯一無二の財産です。変化を続ける時代においても、本質的な食だけは「変わらないもの」であって欲しいと強く思います。だからこそ、現代教育においては「食」本来の大切さを忘れないための働きかけが不可欠です。

本書を手に取り、感じて、実際にやってみることで、食が「自分自身の体験」となること。それぞれのご家庭で、それぞれの感覚で、食にまつわる経験を積むこと。それはまさしく、子供たちの感性教育の一環となることと思います。

「食」は、人の感覚を自然と和やかに導き、その人本来の姿を取り戻してくれます。どうかルールに縛られることなく、この一冊が自由に楽しい発想と、子供たちの笑顔に満ちあふれた「未来の食」への一歩となれば幸甚です。


今回、多くの方にこの出版をお助け頂きました。最高の敬意をもって感謝申しあげます。

子供たちの、輝かしく無限の可能性を秘める未来へ。難しい準備や、形式ばったルールなど不要です。さぁ、子供たちとの「心豊かな時間」を楽しんでください。

何が大切か、感じて頂けると思います。

2021年5月8日

HAL YAMASHITA東京本店　EXECUTIVE-CHEF　山下春幸

＊　＊　＊

「賢い子」とは「自ら学ぶことができる子ども」です。親に言われたから何かをやるのではなく、子ども自身が好きなこと・興味があることをやり続けながら、どんなことにも柔軟に対応し、自ら考え、課題を乗り越えていく。そのためには、親の役割が非常に大切です。子どもの自主性を尊重し、何でもやらせてください。そして、やったことを認める・褒めるということを、愛情豊かに笑顔で表現してあげてください。

勉強が苦痛ではなかった長男と次男はたまたま東京大学に現役合格しましたが、ゲームも料理もとても好きでした。勉強とデジタルなゲームとアナログな料理をミックスさせることによって、脳のあらゆる部分が活性化したのではないかと思います。

料理は五感を活かすエンターテインメントです。野菜や肉を見る、触る、匂いをかぐ、フライパンで焼く音を聴く、美味しく頂いて味合いを確かめる。家庭の中で親子が協力しながら、美味しいものを創るというエンターテインメントを充分に楽しんで頂きたいと思います。

いつも芸術的に美しく、幸せになる料理と空間を創作してくださる山下春幸シェフとは、コロナ禍における飲食店支援という共通目的でお知り合いになりました。人が集い、美味しい料理を頂き、笑顔でふれ合うという、あたり前だった日常が、コロナ禍によって大きく制約を受けることになりました。そうした状況でも、山下シェフは常に業界の皆さんを励まし、前に進むチャレンジを果敢にされていて、心から尊敬いたします。今回、私の企画にご賛同頂き、ありがとうございました。

前著『自ら学ぶ子どもに育てる』でチームを組ませて頂いた森川清司郎さん、寺石明人さん、宮内宏子さん、とみたまいさんと再びご一緒できて、たいへん有り難かったです。あさ出版の佐藤和夫さん、宝田淳子さんには、ご尽力頂きまして心より感謝申し上げます。

今日は母の日。別に暮らす次男がやってきて、かぶのポタージュスープとオーブンで焼くローストポークを作ってくれました。私は教えたことはないのに、うれしいなあとつくづく思います。

2021年5月8日

入江のぶこ

著者紹介

入江のぶこ（いりえ・のぶこ）

東京都新宿区生まれ。幼稚園から大学まで成城学園で教育を受ける。大学生時代に「フジテレビFNNスピーク」でお天気お姉さんを務める。卒業後、フジテレビ報道記者の入江敏彦氏と結婚。カイロ支局長となった入江氏と長男と共にカイロへ移住。イスラエルで次男出産。1994年12月ルワンダ難民取材のためにチャーターした小型飛行機が墜落し、乗っていた入江氏が死亡。帰国後、フジテレビに就職。バラエティ制作、フジテレビキッズなどに所属し、主に、子育てや子どもに関するコンテンツの企画やプロデュースをする。部長職としてマネジメントも行う。2017年7月に退職。2017年7月、東京都議会議員選挙に出馬、港区でトップ当選を果たす（35,263票獲得）。（社）グラミン日本　アドバイザリーボード。
子ども二人は東大を卒業し、社会人となっている。長男の入江哲朗氏は東京大学大学院で博士（学術）の学位を取得し、アメリカ思想史の研究者であり、映画の批評家としても知られる。次男はテレビ局社員。

山下春幸（やました・はるゆき）

HAL YAMASHITA東京本店　エグゼクティブオーナー兼エグゼクティブシェフ
1969年神戸生まれ。大阪藝術大学藝術学部卒。料理の見聞や技術、とらわれない感覚を養うため世界各国で修業を積む。独自の視点・とらわれない料理技法・伝統的な日本のスタイルに今までにない斬新な組み合わせを取り入れた料理は「新和食」と呼ばれ“素材の息吹が感じられる本物”と世界から謳われている。自身のレストラン「HAL YAMASHITA」のほか、海外にも出店、障害者支援ボランティア活動、政府関係のアドバイザー、全国各地での講演など、また現在、世界に150人ほどしかいないマスターシェフの一人として、その活動を世界に広めて、忙しくパワフルな活動を行っている。WFP国連世界食料計画顧問。（社）日本飲食未来の会　理事長。（社）料理ボランティアの会　理事。

「賢《かしこ》い子《こ》」は料理《りょうり》で育《そだ》てる　〈検印省略〉

2021年　6　月　22　日　第　1　刷発行

著　者——入江　のぶこ（いりえ・のぶこ）
著　者——山下　春幸（やました・はるゆき）
発行者——佐藤　和夫

発行所——株式会社あさ出版
〒171-0022　東京都豊島区南池袋 2-9-9 第一池袋ホワイトビル 6F
電　話　03（3983）3225（販売）
　　　　03（3983）3227（編集）
F A X　03（3983）3226
U R L　http://www.asa21.com/
E-mail　info@asa21.com
印刷・製本　神谷印刷（株）

note　http://note.com/asapublishing/
facebook　http://www.facebook.com/asapublishing
twitter　http://twitter.com/asapublishing

ISBN978-4-86667-297-7 C0037